経絡按摩の解説
按摩の達人を目指せ！

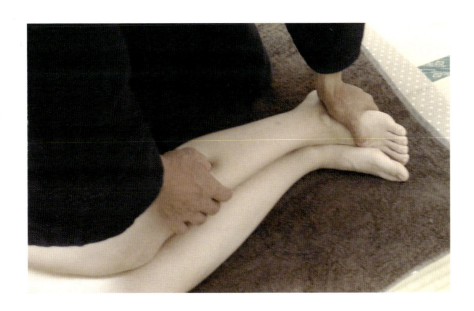

戸田 賢 著

たにぐち書店

はじめに

　私の使命は故人である伏見富士子先生より教わった伏見式経絡按摩を発展させ、多くの方に、素晴らしい按摩術を身につけてほしいと思い、出版することを決意しました。
　この按摩術によって多くの方の心身の不調が改善できれば嬉しい限りです。
　また、施術者自身が患者様に心より感謝され誇りをもって施術できるよう私自身お役にたちたいと思います。

2017年4月
戸田 賢

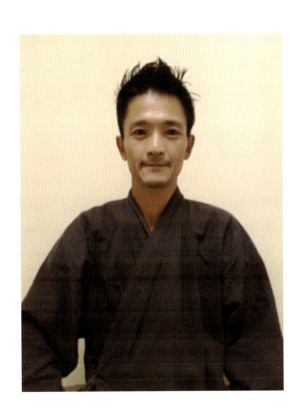

目　次

按摩上達のポイント ……………………………………………7

側臥位による按摩法 …………………………………… 13

　肩→背部→上肢（側臥位）………………………………… 15

　頚部→頭部→腰部（側臥位）……………………………… 49

　下　肢 …………………………………………………… 71

仰臥位による按摩法 …………………………………… 83

　頭　部 …………………………………………………… 85

　頚　部 …………………………………………………… 89

　腹　部 …………………………………………………… 96

　下　肢 …………………………………………………… 104

腹臥位による按摩法 …………………………………… 115

　背部の仕上げ …………………………………………… 117

按摩上達のポイント

按摩上達のポイント

　人間には寿命があり、人は皆必ず死に向かっています。限りある命を輝かせるならば、健康でなければ成り立ちません。私たちが対する方々は病気・怪我、心の病やその一歩手前の人たちばかりです。
　病院では異常なしと言われる患者様も多いでしょう。そのような人たちに対し体や心の些細な異常を感じ施術するのです。きっと患者様に感謝される施術ができるでしょう。
　また、自分自身が健康でなければ決して良い施術はできません。自分自身も施術しても疲れづらい技をマスターしましょう。
　まず、按摩をするにあたっての大事なポイントを上げてみます。

①良い姿勢で施術する。
　これは施術者自身の健康を守り疲れないためにも大事ですが良い姿勢で施術すると良い刺激が患者様に伝わります。
　具体的には背中を真っすぐさせて施術する。（背中を丸めない）

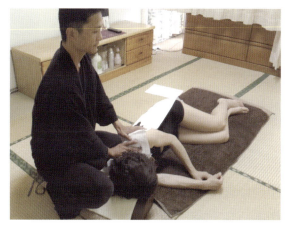

②手に力をいれない。できる限り手の力を抜いて体の動き（主に下半身の動き）を手に移す感覚で施術する。

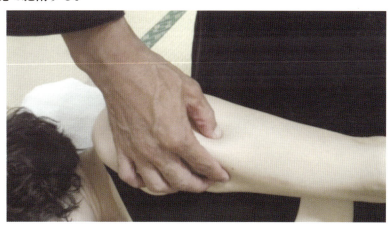

③施術する部位に対して垂直線の位置から施術する。
　斜めから施術すると力が全て相手に伝わらないので余分な力が必要になる。

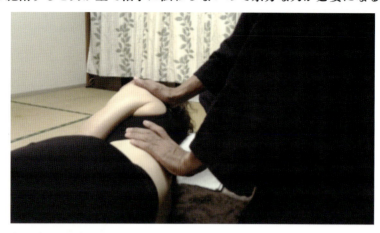

④経絡や穴（ツボ）を意識する。
　同じところを揉んだり押したりしても経絡の走行や穴（ツボ）を外すと効果は半減します。

⑤リズムとメリハリを意識する
　音楽で例えると分かり易いと思いますが、歌では全体的なリズムがあります。按摩でも全体のリズムを整えながら、決めるところだけ、敢えてゆっくりとさせたりしてメリハリをつけます。

⑥支えでの活用
　殆どの方が揉む手ばかりに気にしていますが、人間の手は２本あります。支え手を使うことにより、より効率的に刺激を伝えることができます。

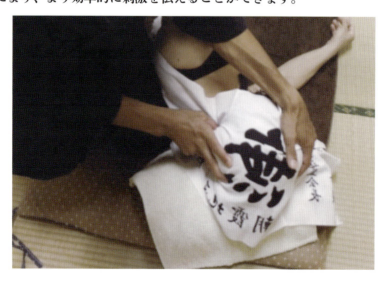

⑦患者様の体と相談しながら施術する気持ちを持つ。

　施術をしながら、患者様の体にどうですか？と問いかける（対話する）気持ちで施術する。

　いわば患者様の体を感じながら施術する。

　そうすると患者様の体と自分の体が一体となったような感覚になり適切に施術できます。

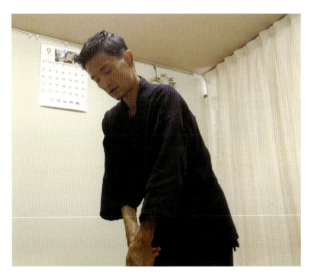

⑧施術で大事なところは息を吐きながら施術する。

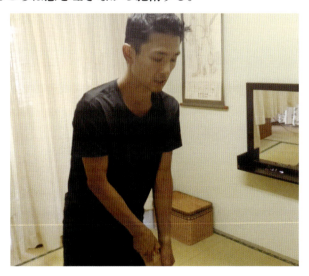

側臥位による按摩法

- 患者様がリラックスする姿勢をとる（やや背中を丸めながら足を軽く屈曲）。
- 基本的に左側から行う。左から行うことにより身体全体の循環を良くする。
- 上肢は体側に沿って伸ばした状態。

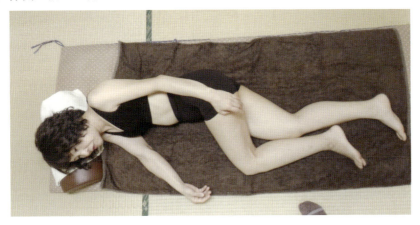

肩→背部→上肢（側臥位）

まず、患者様は左上側臥位の姿勢をとる。

1．患者様の背後に位置し肩から腕にかけて両手で手掌軽擦を行う

この時、手の力を抜き（枯れた手で）手は患者様の体に挨拶する気持ちを持ちながら体から伝わるものを感じようとする。体の動きに手が付いてくるイメージ。

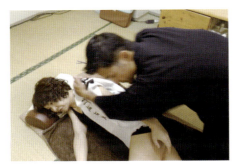
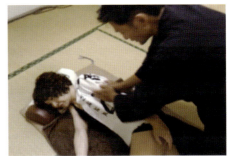
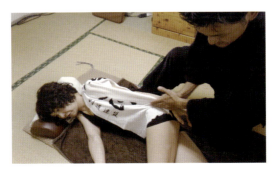

2．肩部第1線（第一胸椎下縁の横～肩甲棘上窩～肩峰）の母指揉捏

患者様の上肢は体側に沿って伸ばした状態。

第一胸椎のすぐ横の溝から出発する。

圧の強さは出発点が10とすると肩峰のあたりは5（半分位）の強さに加減する。

（肩甲棘上は棘上筋を軽く掴んで揉むイメージ）

支え手（左手）で肩をおさえ揉んでいる手と繋ぐイメージで施術する。

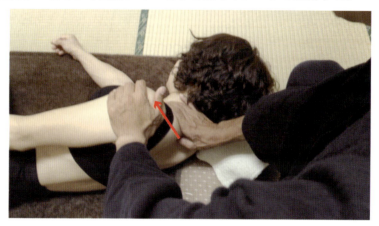

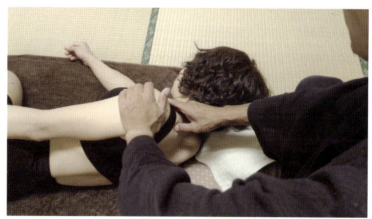

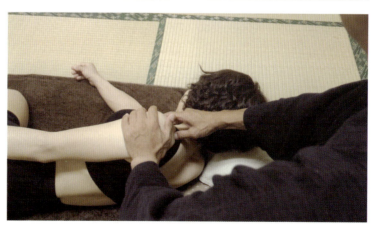

3．肩部第2線（第3胸椎下縁の横～肩甲棘下窩～肩峰）の母指揉捏

患者様の腕を前に下す。

圧の強さは出発点が10とすると肩峰のあたりは5（半分位）の強さに加減する。

（肩甲棘下は棘下筋を軽く掴んで揉むイメージ）

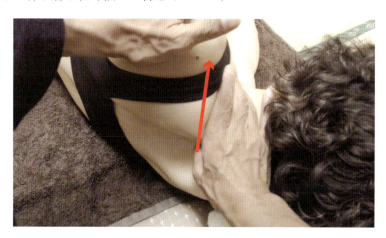

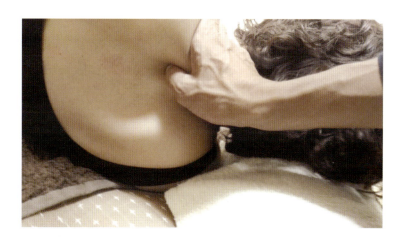

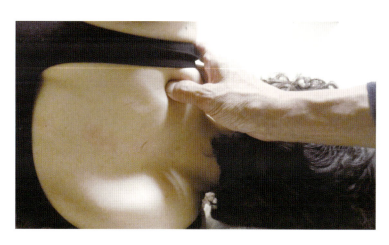

4．肩部第3線（脊際～肩井～肩峰）肩井ラインの母指揉捏

施術者は患者様の頭部に移動する。

患者様の上肢は再び体側に戻す。

圧の強さは出発点が10とすると肩峰のあたりは5（半分位）の強さに加減する。

肩の硬さ（コリ）を感じながらギリギリの圧を調節する。

支え手（左手）と揉む手（右手）を繋ぐイメージ。

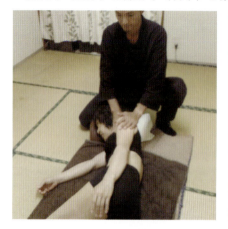
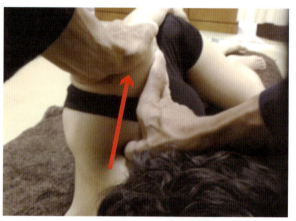
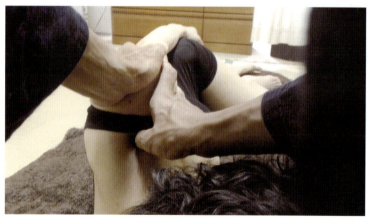
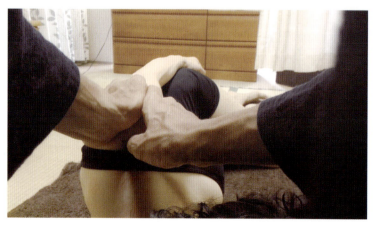

5．背部第1線（脊際　第1胸椎〜第12胸椎）の母指揉捏

施術者は患者様の背部に位置する。

脊際線を広げるイメージで縦に揉捏する。（脊髄に響かせるようなイメージ）

上部の第2胸椎・第3胸椎辺りまで右手で揉捏後、左手に揉捏する手をかえて脊際を揉捏する。

多裂筋の起始部に手をあてる。

支え手で肩甲骨を引き寄せ揉捏する手と繋げるイメージ。

上肢は体側より下げる。

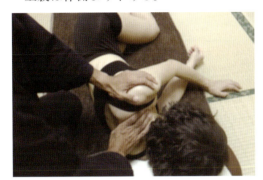
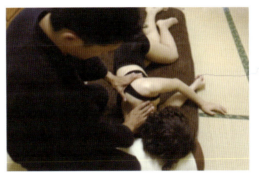
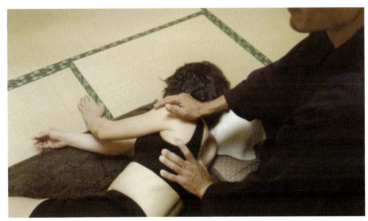
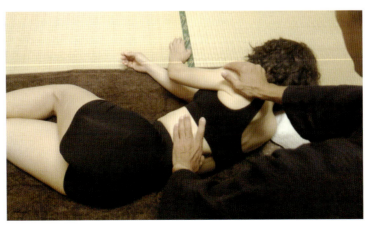

6．背部第2線（膀胱経第1線）を第12胸椎付近まで揉捏

　最長筋を掴みながら揉むイメージ。

　支え手（左手）で肩甲骨を引き寄せながら横（または斜め横）に切るように母指揉捏する。

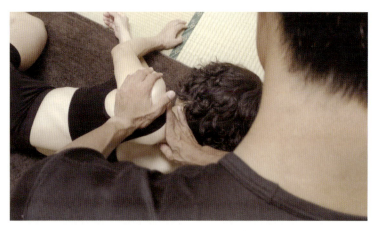

　途中から支え手と揉み手を入れ替える。

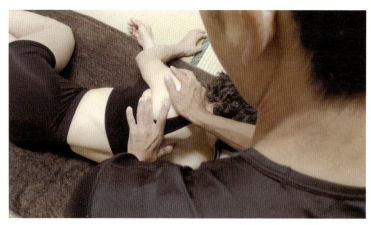

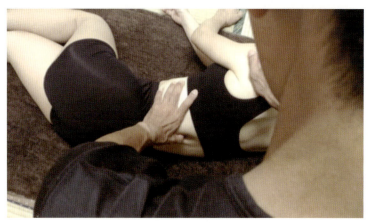

7．背部第3線（肩甲骨内側縁と膀胱経第2線）の母指揉捏

　肩甲骨の内側縁を肩甲骨下角まで揉捏する。（肩甲骨を剥がすようなイメージ）
　菱形筋を意識し肩甲骨の中に刺激を加える。

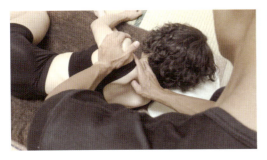
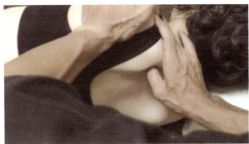
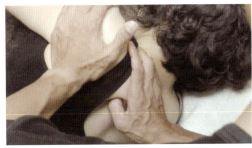
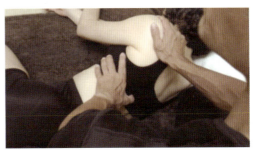

　下角まできたら、膏肓へ戻り奥まで刺激を入れたあと、膀胱経第2線を下降しながら揉捏する。腸肋筋の外側を掴みながら揉捏し内臓に響かせる。
　副交感神経を意識する。

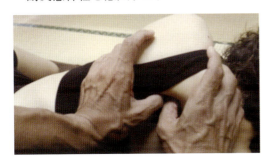
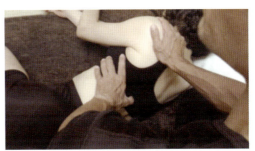

8．肩甲棘下窩（フの字①）の母指揉捏

　肩甲骨上部を支えながら肩甲棘下縁に沿って掘るように母指揉捏。

　支え手（右手）で肩の上が動かないようにしっかり固定し逆手で肩甲棘下縁を内縁から外側へ母指揉捏する。

　棘下筋を意識する。

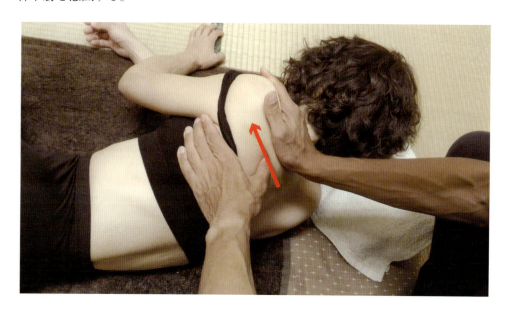

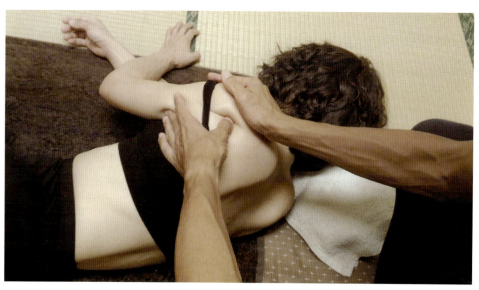

9．肩甲骨外側（フの字②）の母指揉捏

　支え手で上肢を挙上させ逆手で肩甲骨外側上部を圧迫したあと流れで肩甲骨下角まで母指揉捏。大円筋、小円筋を意識する。

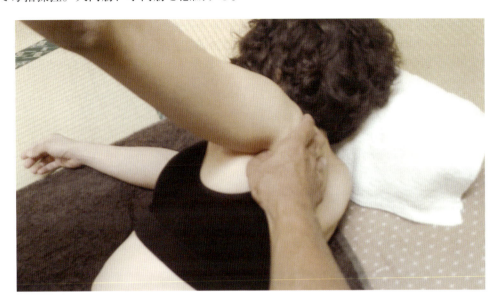

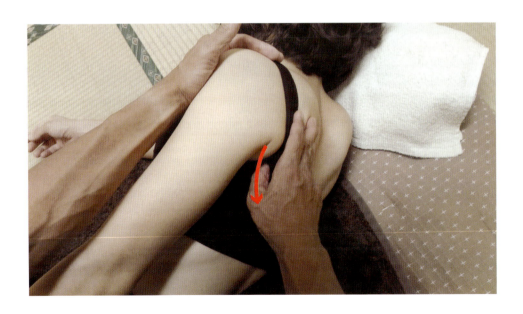

10. 肩甲棘下窩の手根揉捏

　支え手（左手）で胸部を包み込みながら慣らすような感じで肩甲棘下窩全体を手根揉捏する。

　天宗を中心に棘下筋を意識。

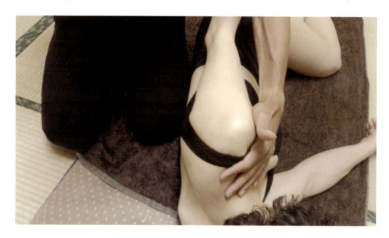

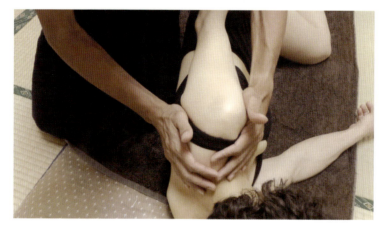

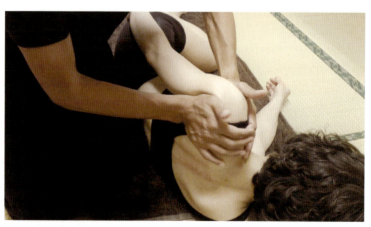

11. 胸部（鎖骨と第１第２肋骨の間部分）を四指揉捏及び手根揉捏

　支え手（右手）は肩甲骨をしっかり固定し円を描くように鎖骨と第１第２肋骨の間部分を四指で揉捏した後、手根揉捏する。

　鎖骨下筋、大胸筋、小胸筋を意識する。

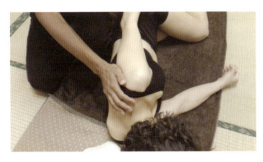
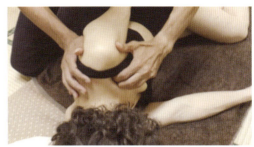
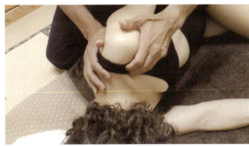
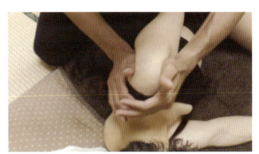

12. 上肢を持ち上げ三角筋を前縁から後縁まで把握圧迫しながら三角筋全体の様子を見る。

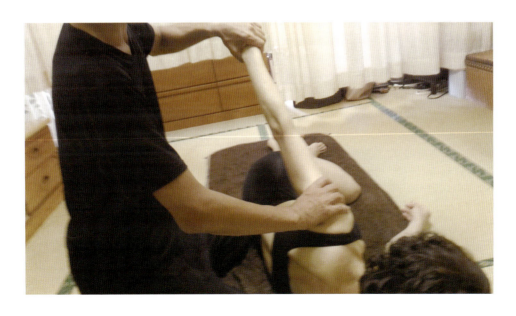

13. 大腸経の母指揉捏（肩髃、曲池、手の三里、陽谿は母指圧迫）

　腕を伸展し、患者様の体側にのせる。（親指が上向きになるようにする）

　上肢の柔らかい部分は筋肉を傷めないように軽く母指揉捏。前腕部は患者様の臀部を支えとして用いしっかり揉捏する。

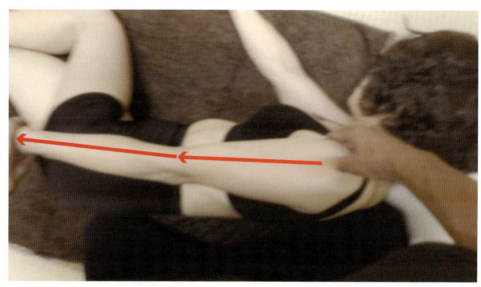

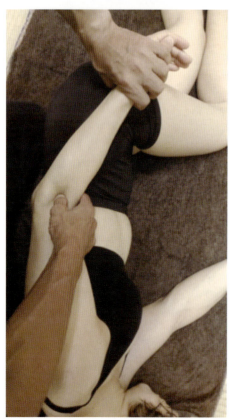
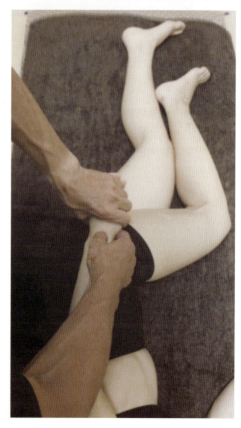

14. 三焦経の母指揉捏（天井、陽池は母指圧迫）

　起点の三角筋の付け根（出発点の肩髎）から上腕の真後ろを揉捏しながら天井は圧迫。

　太陽経同様上腕は柔らかく肘から下はしっかり揉捏する。

　上腕を揉捏する際は上肢を上げて揉捏。

　前腕を揉捏する際は上肢を下ろして揉捏。

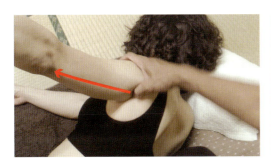
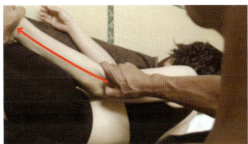
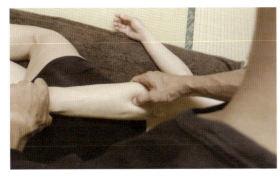
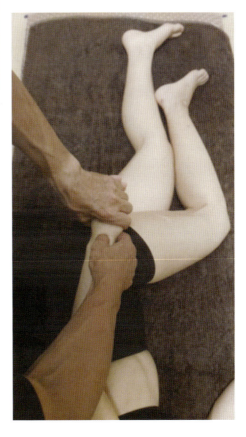

15. 腕を屈曲させて小腸経の母指揉捏

　上腕三頭筋の内側縁を揉捏。前腕は尺骨の際（橈側縁）を揉捏。

　腕の屈曲位→肩関節内旋、肘関節回内屈曲、手関節掌屈の状態。

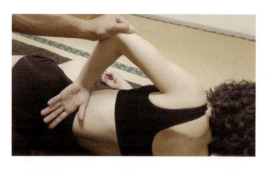
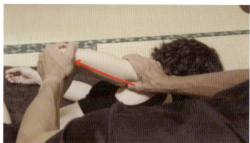
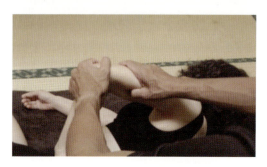
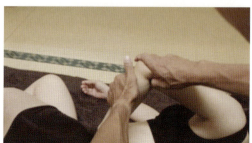
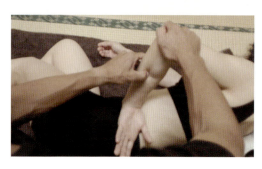
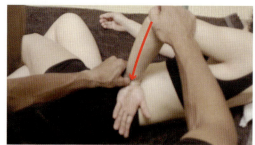

16. 心経・心包経の母指揉捏

　上腕部は上腕三頭筋の内側と上腕二頭筋の筋溝を上腕・前腕ともに手掌を大きく使い二経同時に揉捏する。

　上腕部は刺激や優しく。

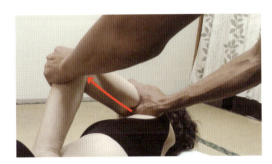
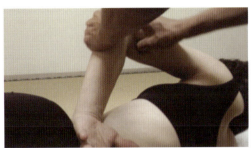

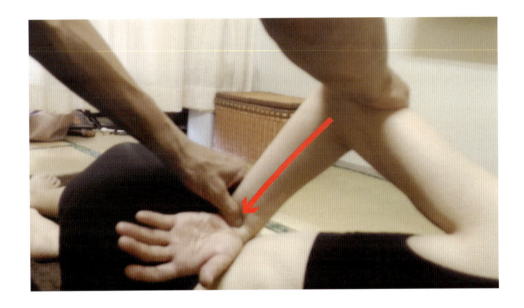

17. 肺経の母指揉捏（尺沢、太淵は母指圧迫）

上肢を伸展し前腕を施術者の大腿部にのせ三角筋前部繊維から太淵まで母指揉捏。

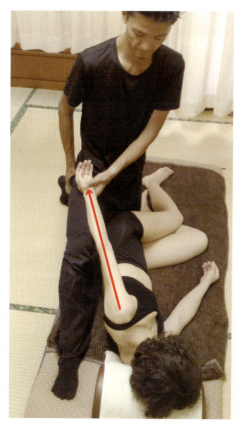
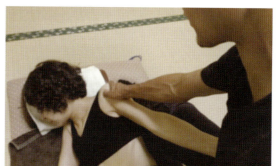
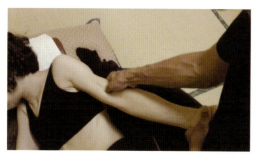
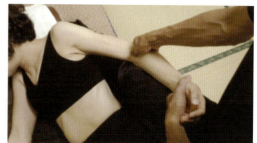
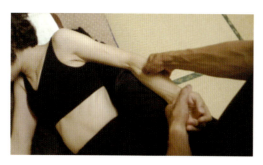
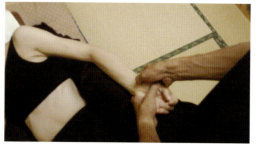

18. 前腕を牽引しながら把握してコリ等の確認

この際に手の六経（肺・大腸・心・小腸・心包・三焦）にコリが残っていないか確認する。

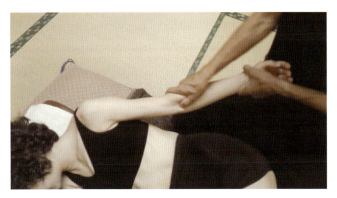

19. 広背筋付着部を母指圧迫

患者様の肘下に手をかけ腕を持ち上げながら広背筋付着部を肩甲骨の裏側に向けて圧迫する。（腰痛の人は広背筋の腰部付着部まで施術する）

施術者の大腿部で背中を支える。

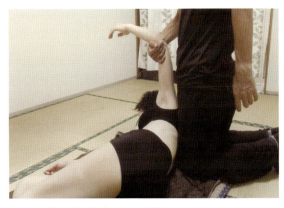

肩甲骨内部に響くように息を吐きながら圧迫。

肩背部の筋を緩めるため五十肩・腰痛に効果あり。

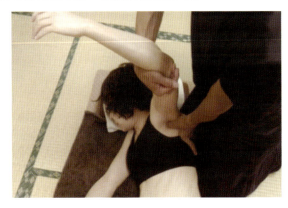

20. 腋窩の広背筋や大胸筋の把握揉捏
　上肢を伸展して肩貞・臑兪の母指圧迫も行う。

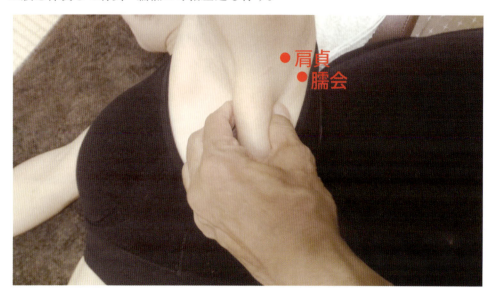

21. 肩関節を外転して上肢全体の把握圧迫及び輪状揉捏
　ポイントは軽く握りリズミカルに行う。
　把握圧迫は先行する手（この場合は左手）に後方の手（この場合は右手）が追いつく感じで行う。

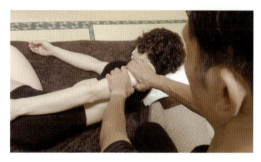 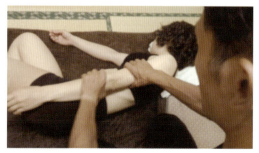

輪状揉捏は脇の下に手を入れて両手で挟み込みながら行う。

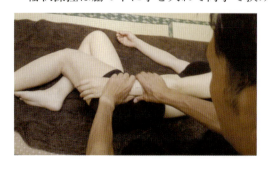 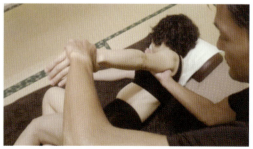

— 32 —

側臥位による按摩法

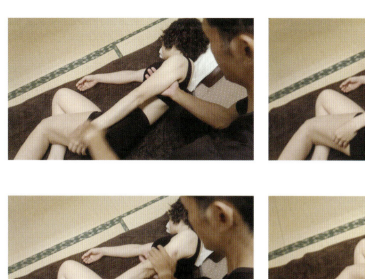

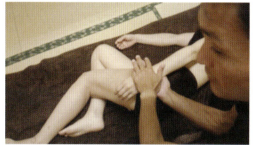

22. 手関節を持ち軽く牽引
　支え手（右手）は肩甲骨に手をあてて軽く引く。

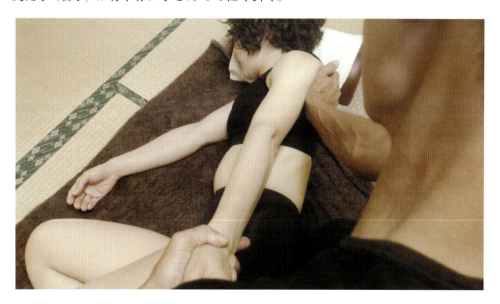

23. 患者様の手先に位置し手関節部の要穴（陽谿・陽池・陽谷）の母指揉捏・輪状圧迫
　要穴を揉捏したあと、八の字の描くように圧迫する。

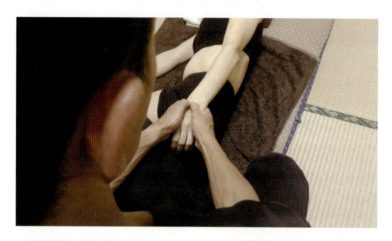

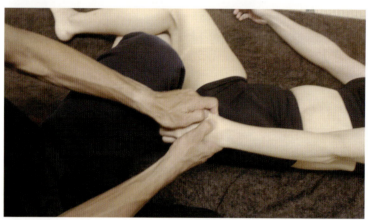

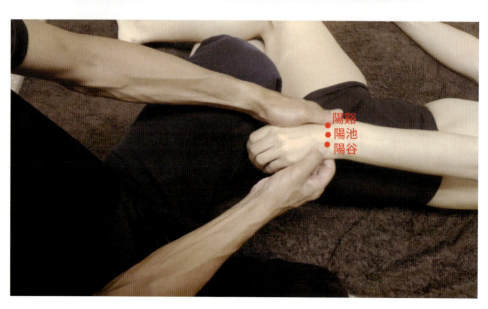

24. 手背部・骨間筋の圧迫牽引

手背部の腱を傷めないよう母指で圧迫牽引する。
押さえて引くイメージ。
少し響かせる。

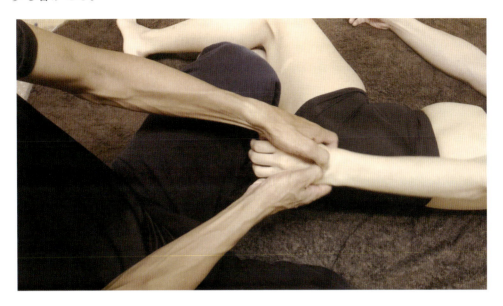

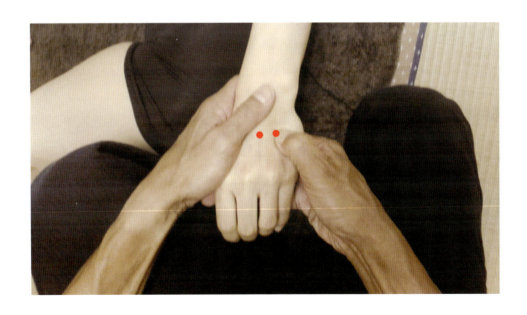

25. 手掌部の母指圧迫

　手を返して手掌を開き上肢を伸ばして小指側と親指側を同時に圧迫し最後に労宮を圧迫する。(肩のほうに刺激がいくようなイメージ)

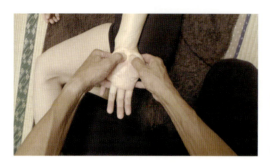
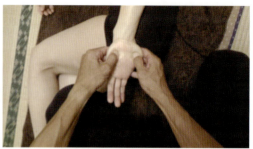

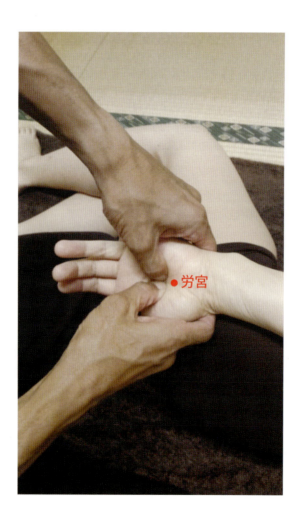

26. 指の二指圧迫

指の根本から側面と指の腹面を丁寧に圧迫する。
全ての指を行う。

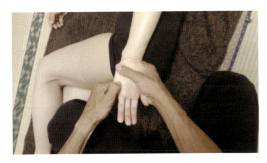
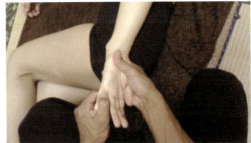
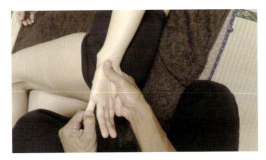
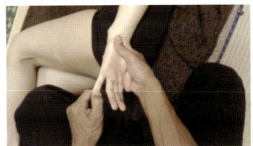
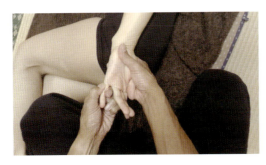
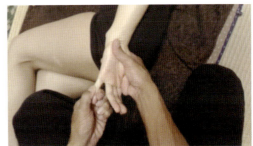
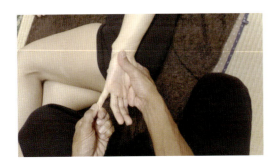

27. 経絡を整える（気をとおす）

再び手を返して指を二本ずつ持ち気をとおす。
小指・薬指、薬指・中指、中指・人差し指のセット
息をゆっくり吐きながら行う。

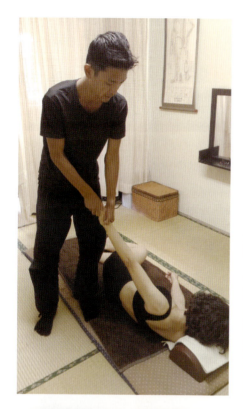
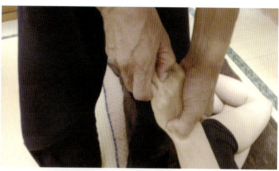
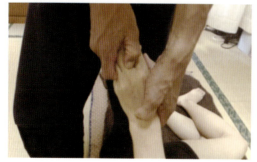
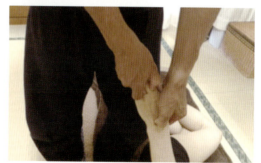

28. 関節ならし

　指を一本ずつ施術者の中指で根本までしっかり包みこみ引いて中手指節関節を鳴らす。

　経絡の詰まりを確認するために行うので、無理して牽引する必要はない。

　通常、音（ポン）を鳴るがならなくても良い。

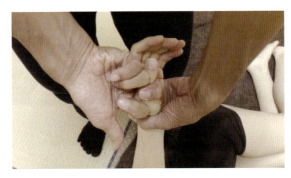

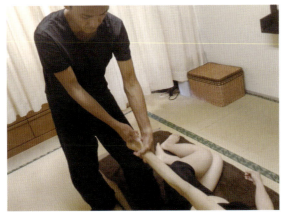

　肩までひっぱらないよう支え手（左手）は逆方向に引く。

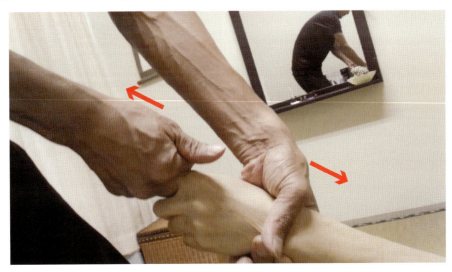

29. 手関節の屈曲・伸展・回内・回外

　手関節を前後・左右に回転させる。（3回）
　支え手（右手）で手関節内の硬さ動きの状態を確認する。

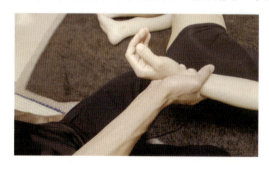 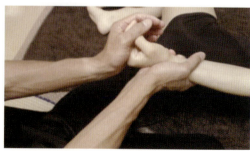

回転させる。

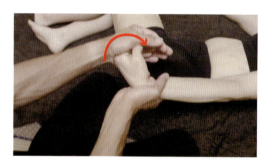 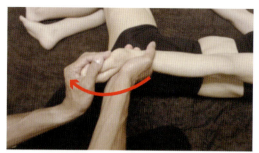

逆回転させる。

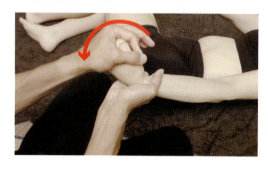 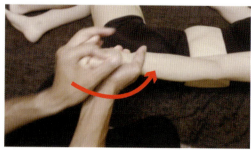

30. 肘関節の屈曲・伸展（3回）
　肘を片方で支えながら行う。

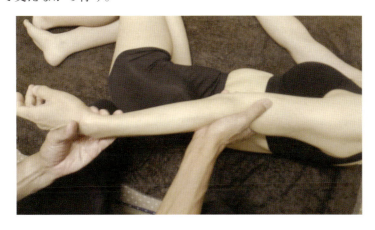

しっかり曲げる。

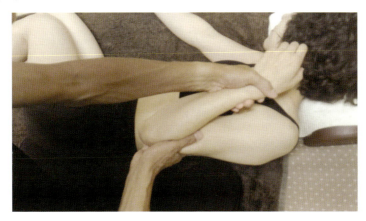

しっかり伸ばす。

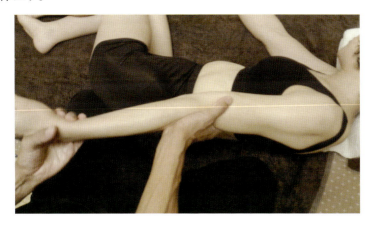

31. 肘関節を屈曲させ、肩甲棘下窩3点を順に圧迫したまま後ろに引く（3点）
①肩甲棘下窩の内縁

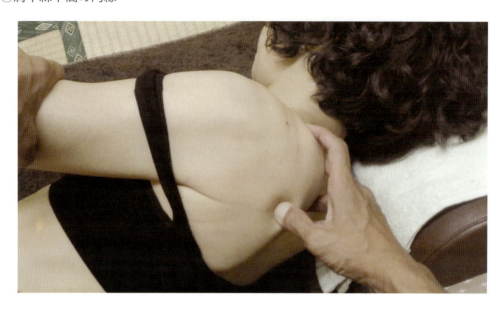

　しっかり支え手（この場合は右手）で固定させながら肘を持って（この場合は左手）後方に引く。

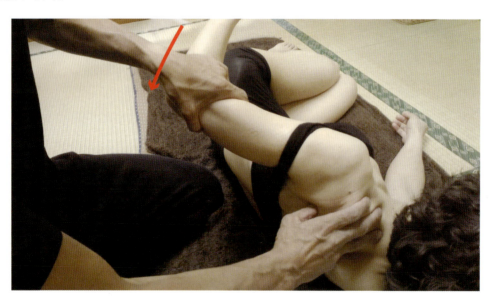

②肩甲棘下窩の中央（天宗）

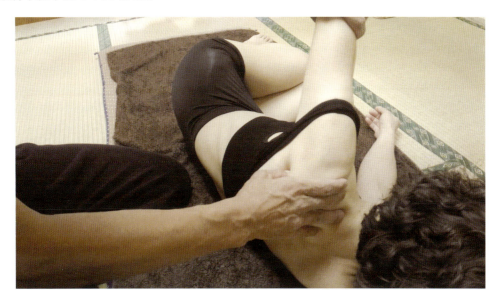

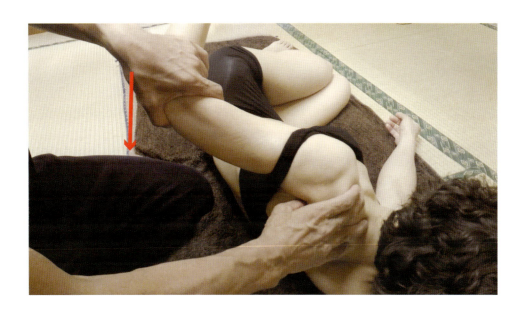

③肩甲棘下窩の外縁（肩貞）

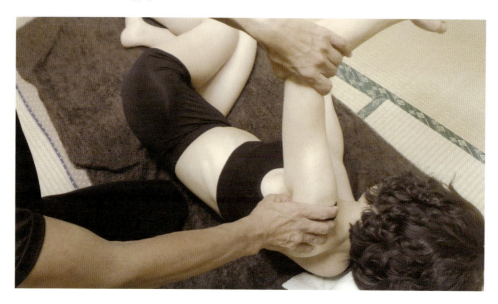

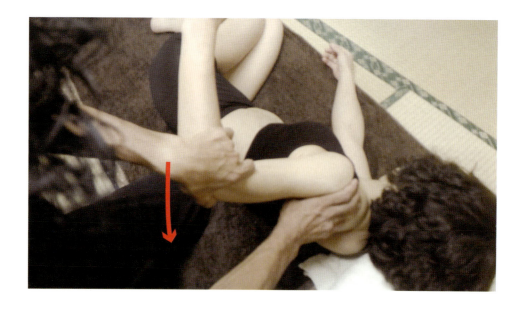

32. 肘関節を屈曲させたまま肩関節を外転して手掌を頸の後ろに持っていき腰（腹斜筋）を伸ばしながら胸（大胸筋・小胸筋）も伸ばす

　五十肩、腰痛に効果あり。

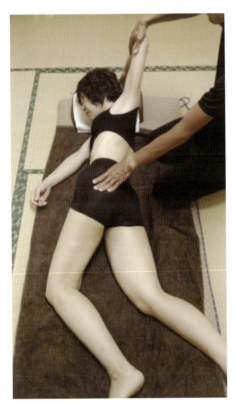

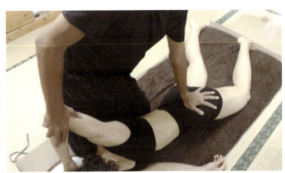

　胸と腰を交互に伸ばす。

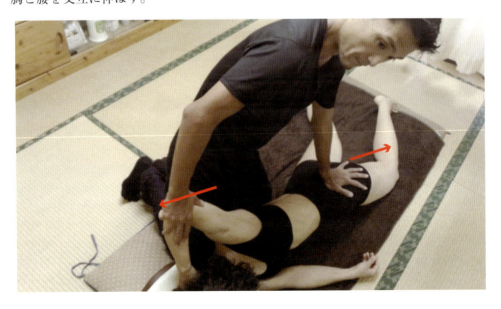

33. 手関節を持って肩関節を外転及び上方に引き上げ手関節を牽引

患者様との距離を短くし施術者の大腿部で患者様の背中を支える。

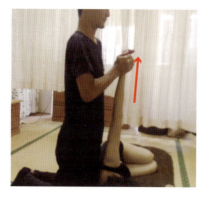
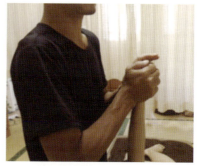

その後、一度力を緩ませ背屈させもう一度上の方向に牽引

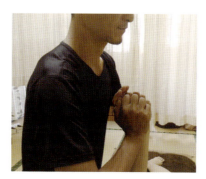
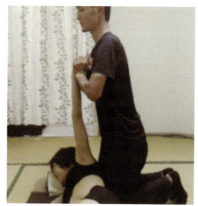

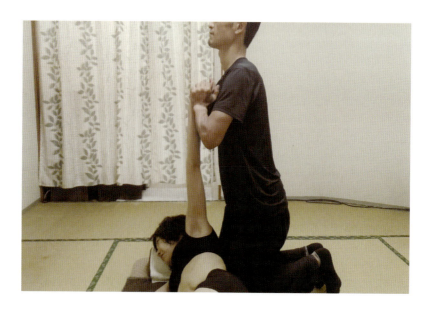

34. 上肢全体に切打・横手

切打は上から下、横手は下から上へ行う。
軽くリズミカルに行う。

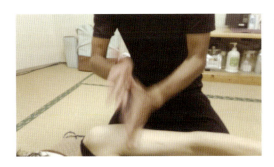
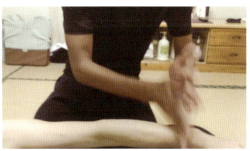
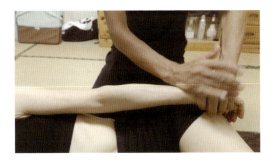
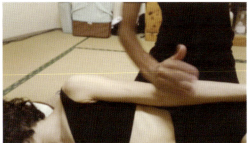
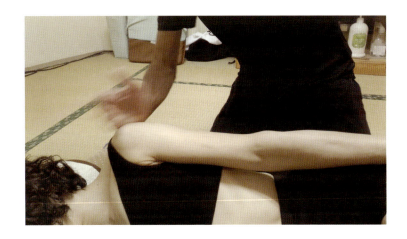

35. 肩から上肢全体にかけて軽擦

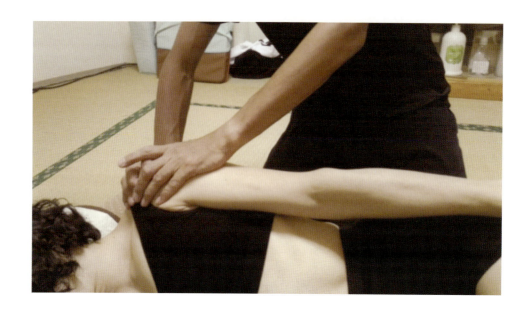

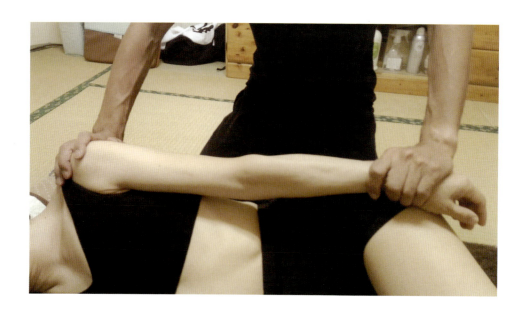

頚部→頭部→腰部（側臥位）

1. 上肢から引き続き肩上を把握揉捏しながら施術者は患者様の頭部に位置する

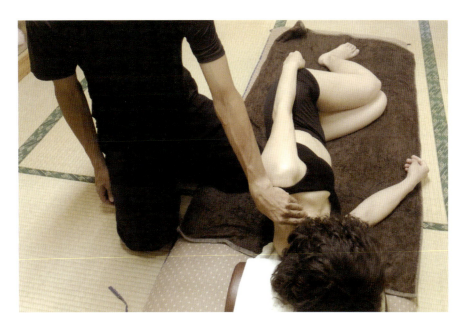

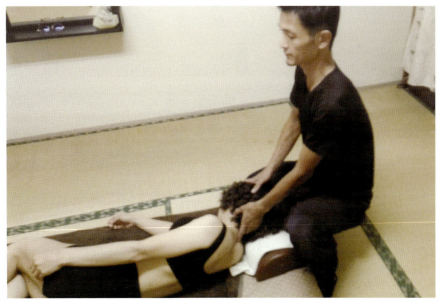

2．頸肩境界線の母指揉捏

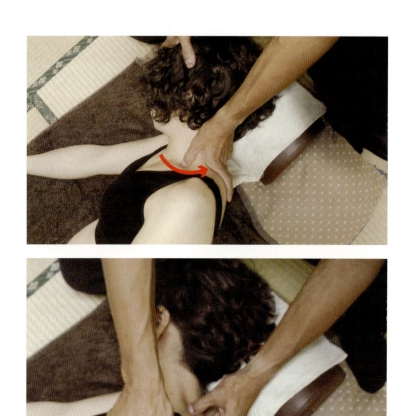

最後は第七頸椎にあてて響かせる。

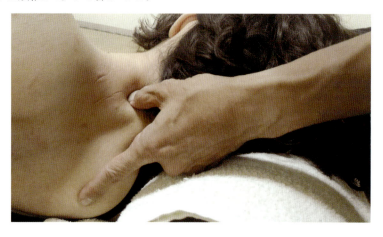

3．乳様突起を起点に頚部第一線の母指圧迫

胸鎖乳突筋前縁にそって頚肩境界部まで行う。

押し手（左手）と支え手（右手）を繋げるイメージ。

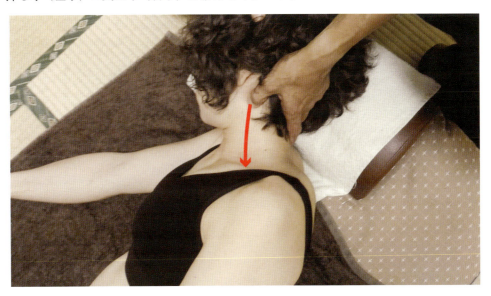

圧迫する箇所はなるべく広くとりゆっくり圧迫する。

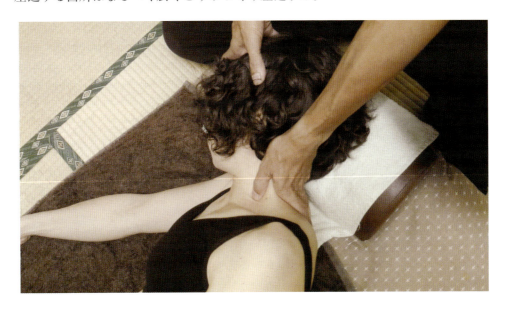

4．頚部第2線の母指圧迫

　胸鎖乳突筋後縁に沿って頚肩境界部（肩井）まで母指圧迫。
しっかり圧迫する。

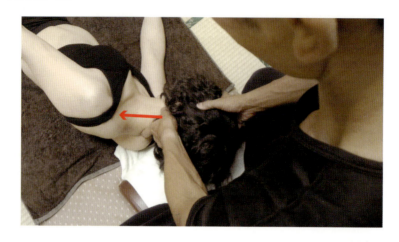

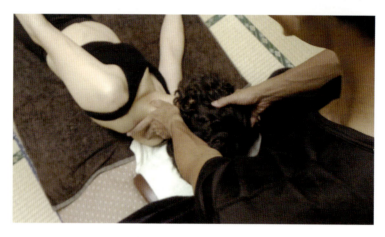

　肩井は響かせるイメージで施術する。

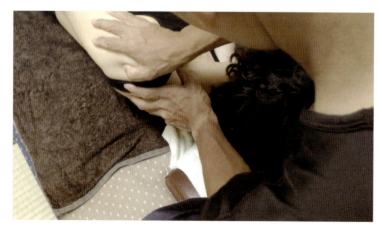

5．頚部第3線の母指圧迫

頭半棘筋にそって頸の付け根あたりまで母指圧迫。

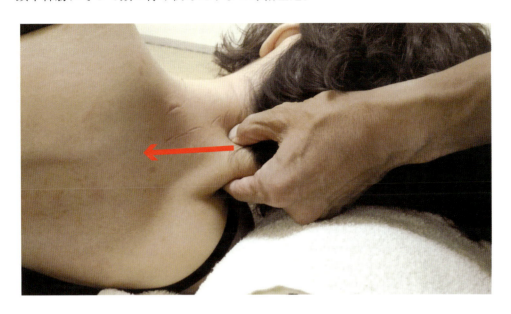

最後は第七頸椎にあてて響かせる。

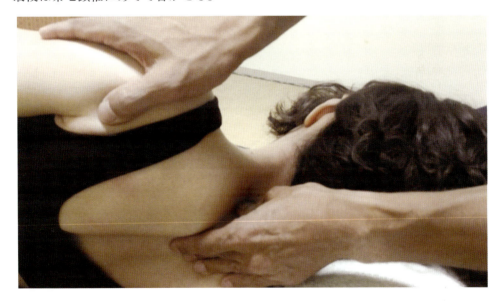

6．頸肩境界部を整えるように再度軽く母指圧迫

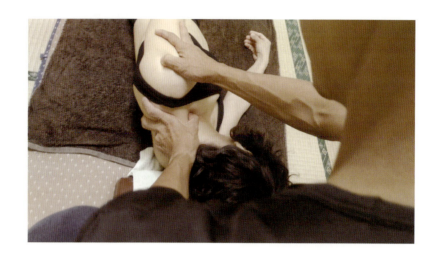

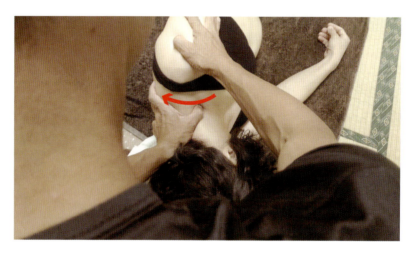

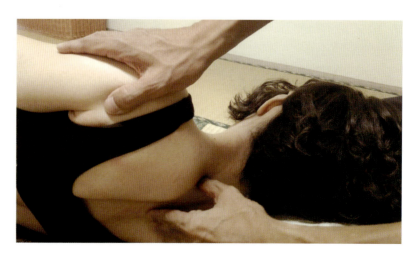

7．完骨・風池・天柱・瘂門の母指圧迫

この4点を一つずつ固定しながら（右手）支え手（左手）を反対側のおでこから引くように刺激する。ゆっくり息を吐きながら行う。

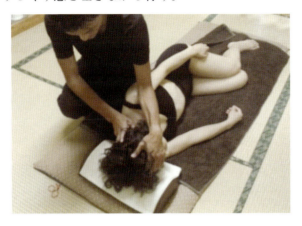

完骨・風池・天柱。（完骨はやさしく）

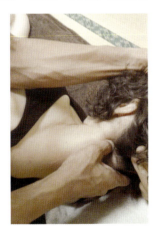 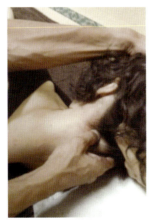 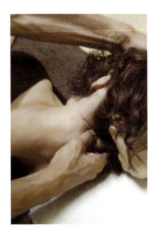

瘂門。

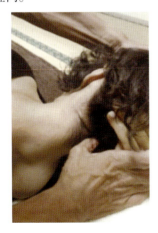

8．分界項線の母指揉捏

後頭筋の起始部を緩めるように母指揉捏する。

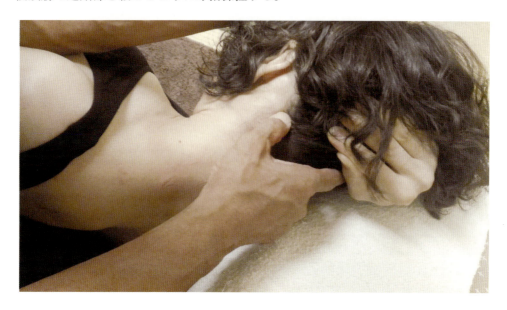

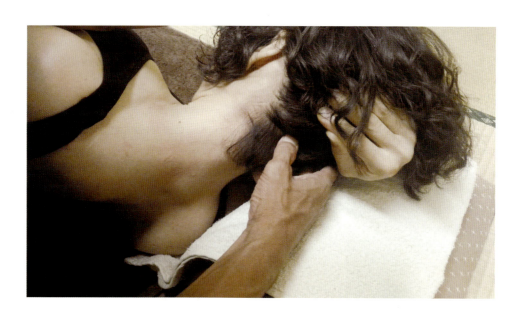

9．患者様の後頭部に位置し百会から瘂門まで母指揉捏

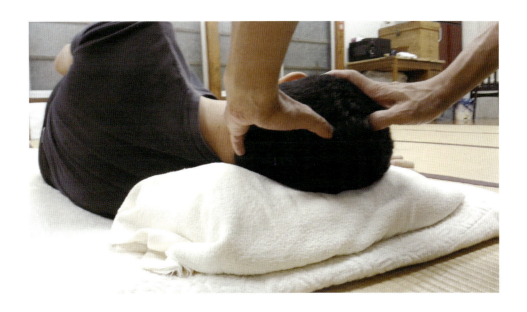

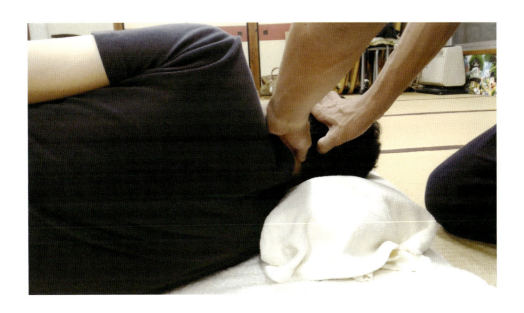

10．胆経ラインを本神から完骨まで母指揉捏する

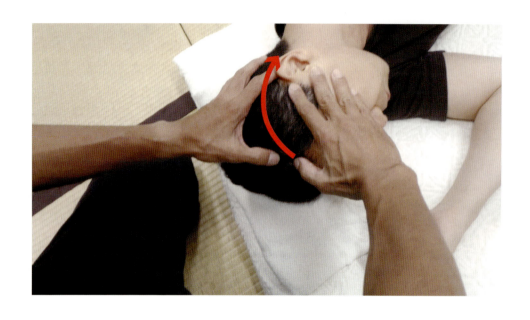

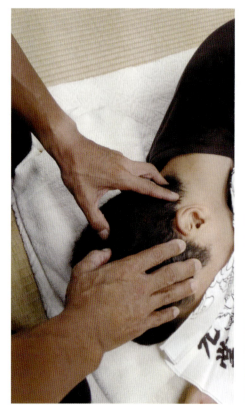

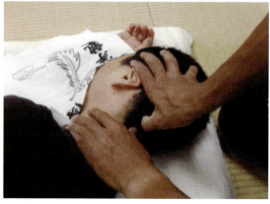

11. 側頭部の胆経を示指・中指・薬指の三本で指頭揉捏

　前から後ろへ揉捏。上の手で圧をいれる。

　側頭筋を揉むイメージ。

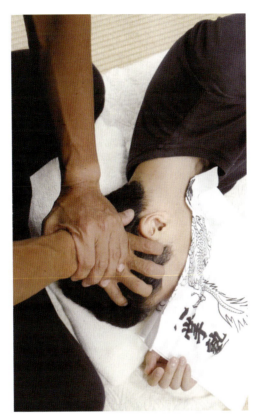

12. 側頭部の後ろから前に向かい横手

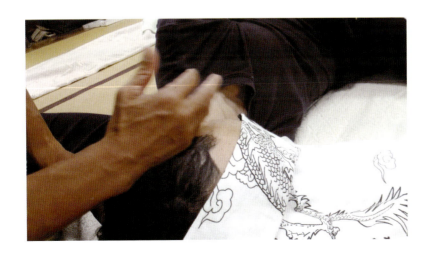

13. 下顎を示指と中指で挟むようにして顎の中心より耳の下まで圧迫
　特に中指で引っ張るイメージ。

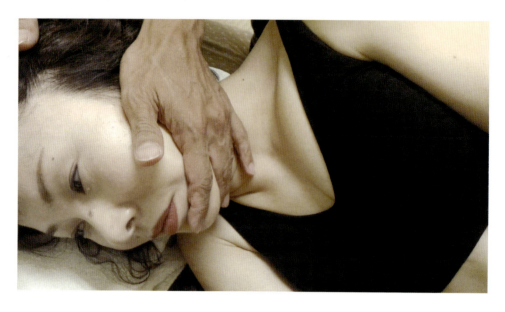

　広頚筋を伸ばすイメージ。

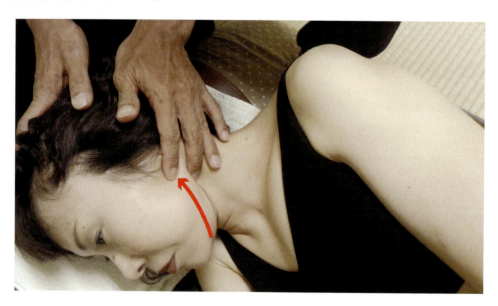

14. 頬骨下縁部を鼻傍から耳前まで、示指または中指の指頭で引っ張りながら圧迫
　頬骨下縁は下から上へ持ち上げるようなイメージ。

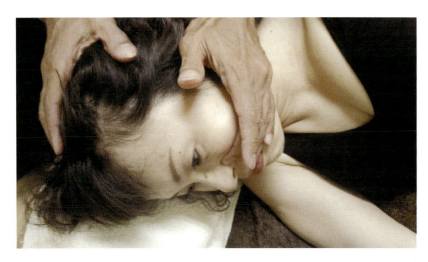

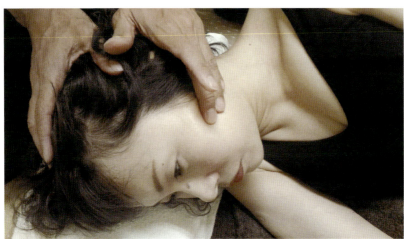

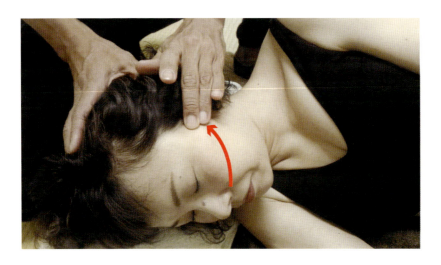

15. 頬骨上縁部を鼻傍から耳前まで示指または中指の指頭で軽く圧迫

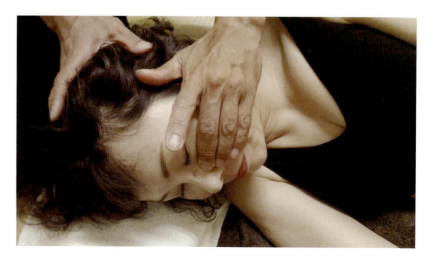

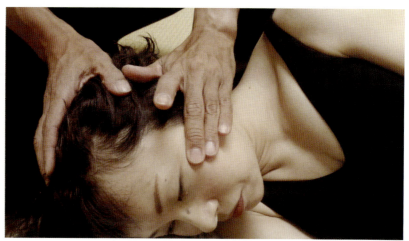

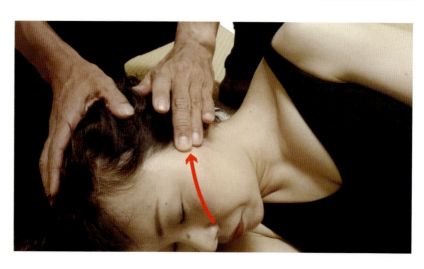

16. 眼窩上縁を内眼角から側頭まで（睛明、攅竹、糸竹空、頷厭）中指で圧迫

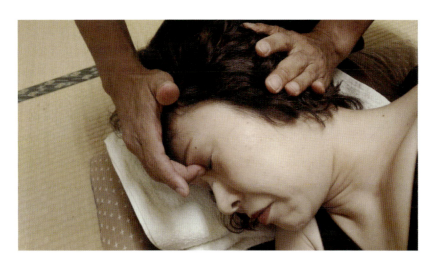

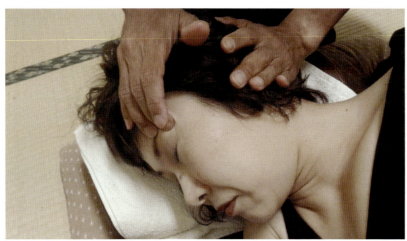

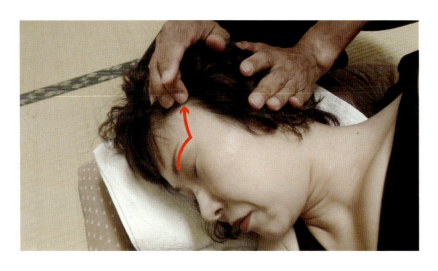

17. 前髪の生え際から側頭部に向かい（神庭～頭維）まで示指・中指・薬指の三本指で指頭揉捏

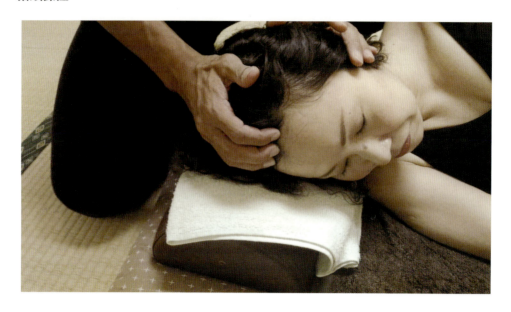

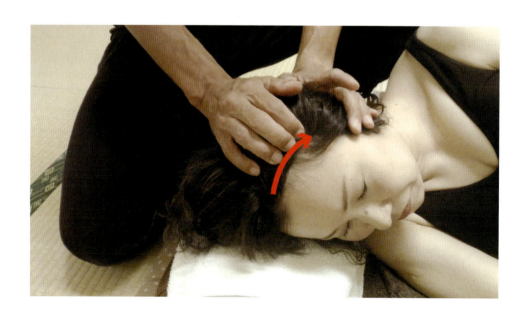

18. 側頭部（胆経）を震顫させながら指頭揉捏後、横手を行う

上の手（左手）に体重をのせて行う。

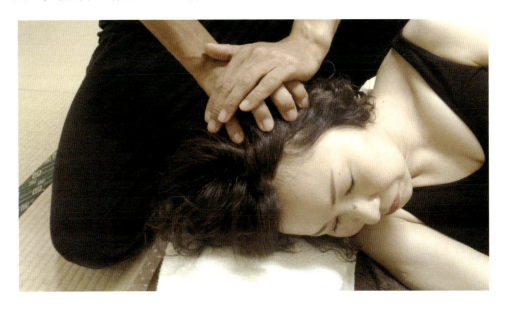

横手

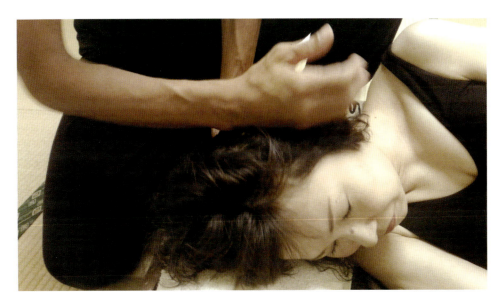

19. 正中線（督脈）を神庭から百会を通り瘂門まで母指揉捏
百会では少し震顫を入れながらしっかりと圧迫する。

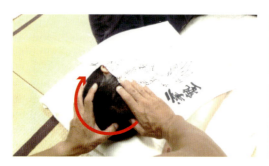
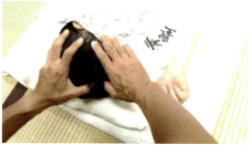
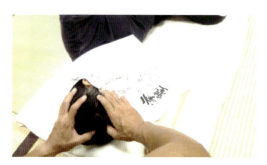
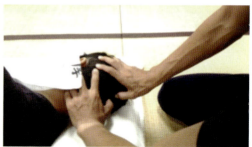
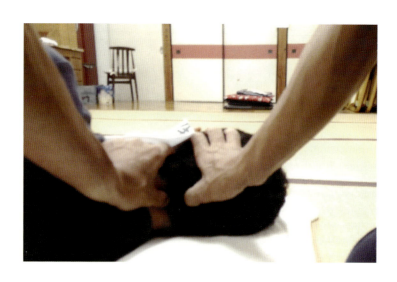

20. 背部第1線の母指揉捏・母指圧迫

　施術者は患者様の背後に位置し背部第1線・腰部脊際（棘筋）まで母指揉捏。
　仙骨部は両母指圧迫。

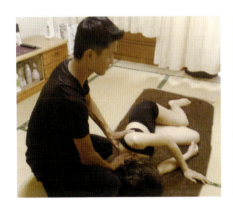
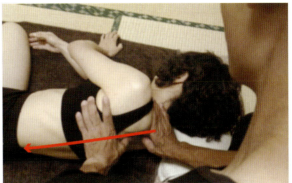
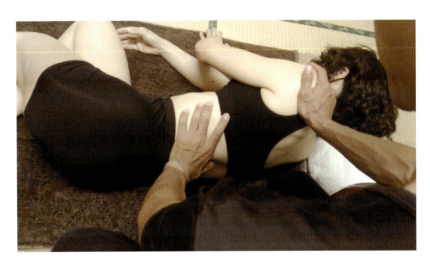
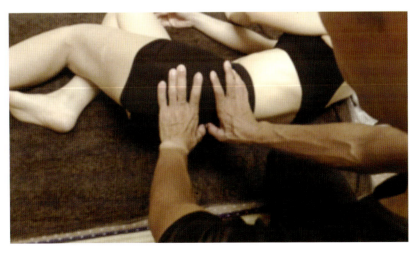

21. 第2線（膀胱経第1線）腰部・仙骨部の母指揉捏・母指圧迫

第2線腰部（最長筋）の母指揉捏。

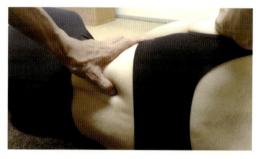
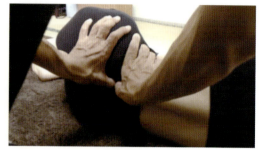

仙骨部は八髎穴は響かせるイメージで圧迫する。

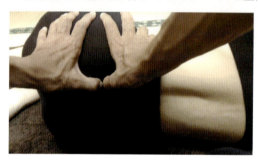
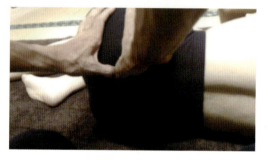

22. 背部第3線（膀胱経第2線）を腰部から骨盤の大殿筋起始部まで母指揉捏

腰部は腸肋筋を意識しながら両母指で揉捏する。

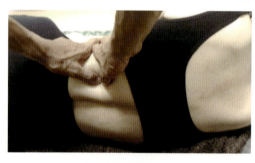
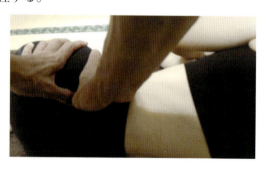

大殿筋・中殿筋を意識する。

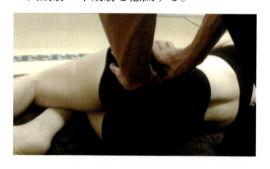

23. 背部第1線・脊際を腰部まで母指圧迫

第一胸椎際から第五腰椎際まで。

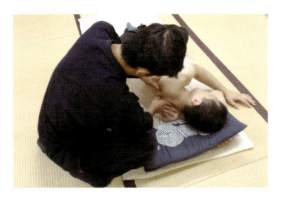

支え手（左手）患者様の体を引き寄せながら押し手（右手）に体重をのせて圧迫する。

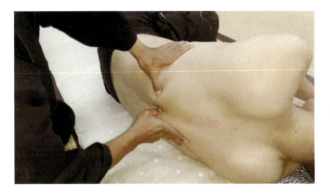

24. 背部第2線（膀胱経第1線）を腰部まで母指圧迫

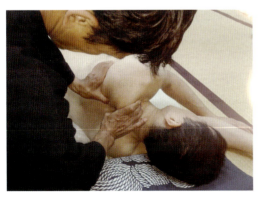
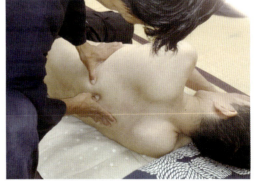

25. 背部第3線（膀胱経第2線）を両母指圧迫

　肩甲骨内縁を両母指圧迫。

　肩甲骨を引きながら肩甲骨の内側に入れていき響かせるイメージ。

　特に膏肓はしっかりを圧迫する。

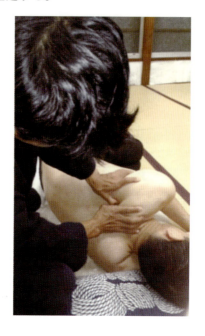

　腰部は両母指圧迫。

　支え手（左手）で腸肋筋を集めながら右手に体重をのせて圧迫する。

　腰の中心に向けて響かせながら圧迫。

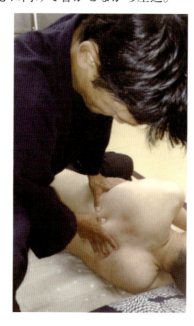 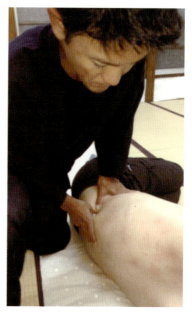

下　肢

- 患者様は両足を揃え側臥位
- 施術者は患者様の背後に位置する

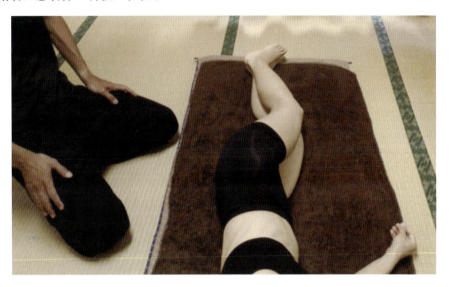

1．臀部胆経の母指圧迫

　居髎を中心に胆経ラインを母指圧迫する。
　中殿筋・小殿筋に沿って下肢の胆経に響かせるイメージ。

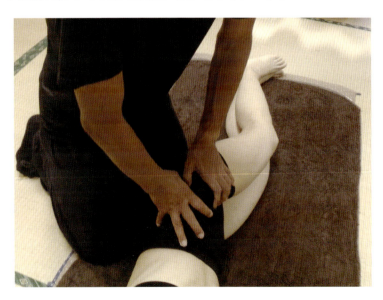

2．下肢胆経の母指揉捏（腸脛靭帯、長腓骨筋、第3腓骨筋に沿って母指揉捏）

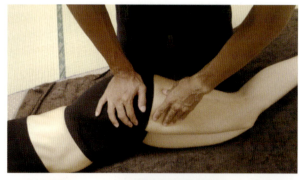

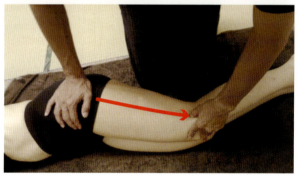

膝から下は手をかえる。

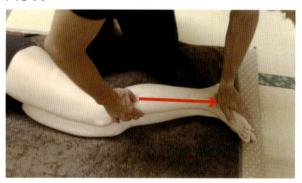

丘墟は母指圧迫。

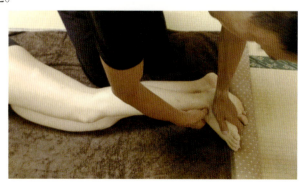

3．下肢膀胱経の外側のラインの母指揉捏

　患者様の上の足を前に屈曲移動し膀胱経が緩む姿勢にて行う。

　大腿部の膀胱経は深いので筋を傷めずに深く手をいれる。

　筋肉を緊張させたまま手をいれると筋肉が傷ついてしまうので要注意。

　外側広筋と大腿二頭筋の間の溝を母指揉捏する。

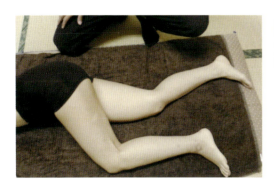
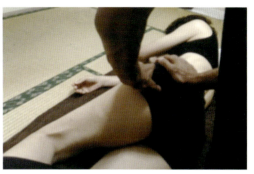
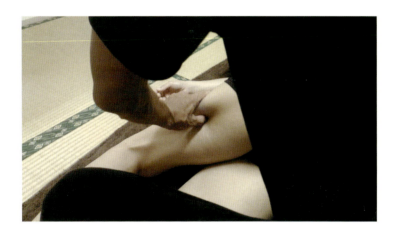
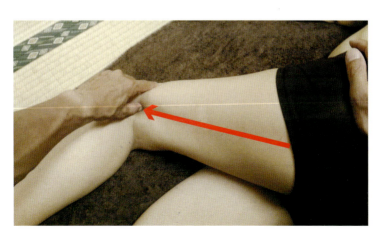

4．下肢膀胱経の真ん中のラインの母指揉捏

　坐骨結節の位置（承扶）から委中まで。（委中は母指圧迫）
　大腿二頭筋と半腱様筋の間の溝を母指揉捏する。
　承扶はお尻に向かって響かせるイメージで行う。

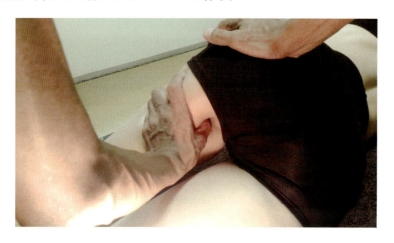

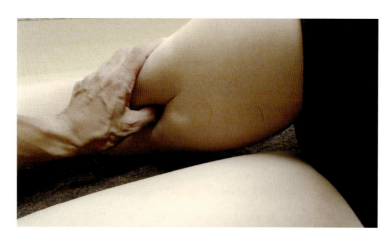

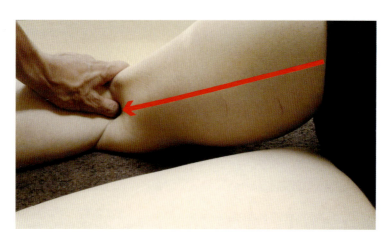

5．下腿部の膀胱経の母指揉捏

委中から崑崙まで。（崑崙は母指圧迫）
揉む手と支え手をかえる。

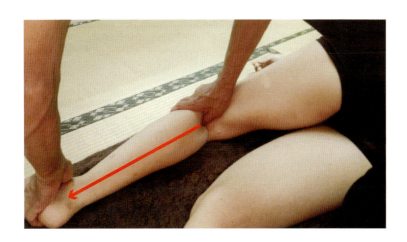

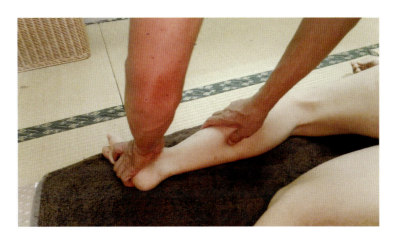

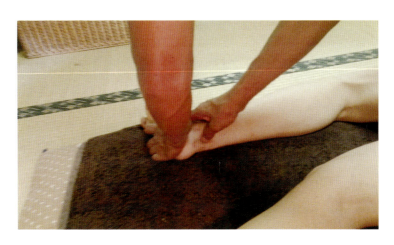

6．下肢膀胱経の母指圧迫

承扶、殷門、委中、承筋の順に圧迫する。
承扶はお尻に向かって圧迫し響かせるイメージ。

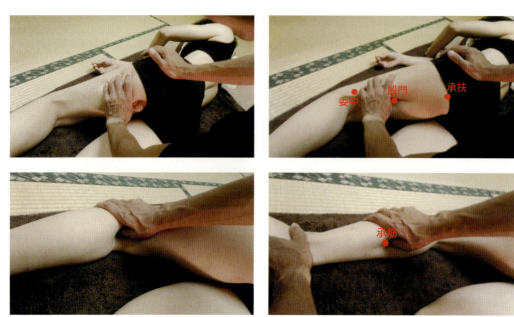

7．アキレス腱の母指揉捏

アキレス腱をしごくイメージ。

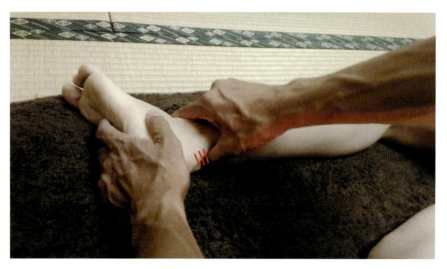

8．大腿陰経（脾経・肝経・腎経）の母指揉捏

股関節・膝関節をしっかり屈曲させて行う。
支え手(左手)は少し持ち上げて行う。

この部位は痛みが強いので患者様の顔色を伺いながら、痛みがあることを予め伝える。
脾経は薄筋の内側を行う。

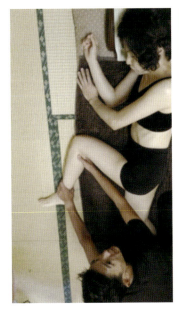 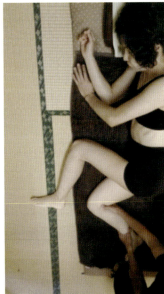 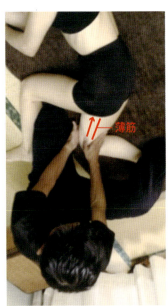

肝経は薄筋の真上を行う。

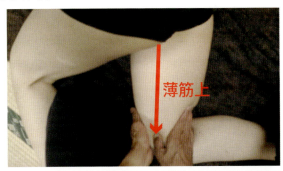

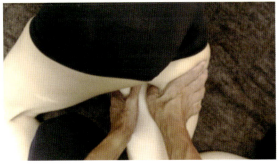

腎経は薄筋の外側を行う。

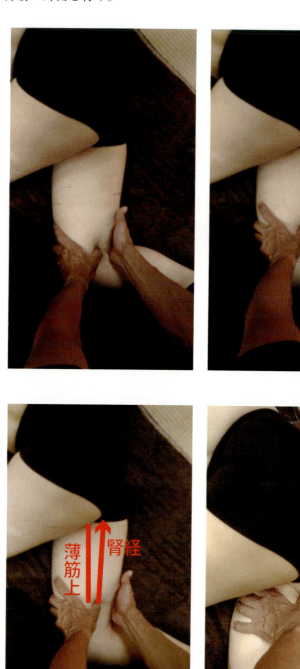

9．下腿の陰経（脾経・肝経・腎経）の母指揉捏

脾経は支え手（左手）で押し上げて揉むイメージ。

痛みが強い箇所だが血行改善効果があり、むくみや冷え性に有効。

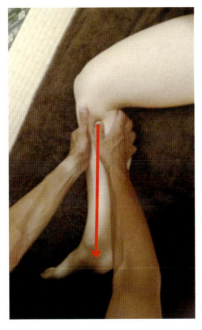 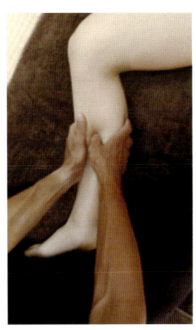

肝経は示指で中封を圧迫し動かしながら肝経を浮き出させる。

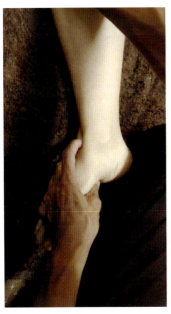 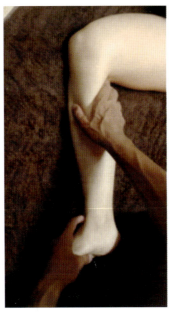 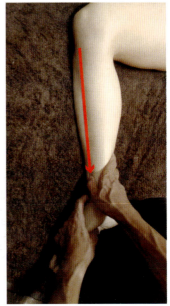

腎経は太谿を圧迫（右手）しながら揉捏する。

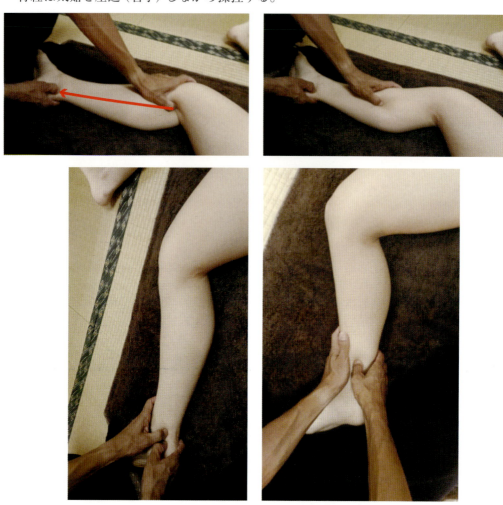

最後に然谷、湧泉の圧迫を加える。

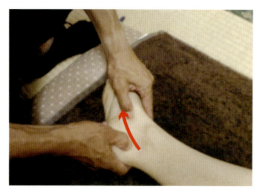
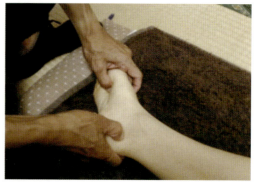

10. 最後に両下肢を揃え手根揉捏・母指揉捏及び圧迫でならす

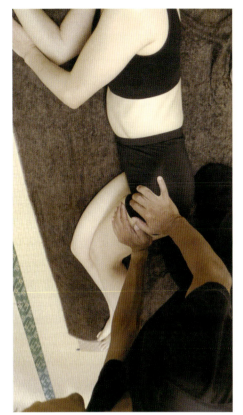
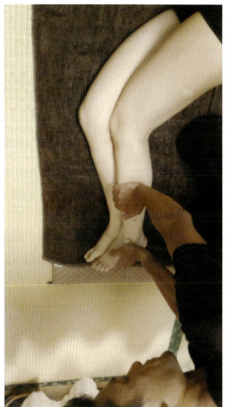

11. 反対側も同様に施術する

仰臥位による按摩法

仰臥位による按摩法

頭　部

1．施術者は患者様の頭部に位置する
2．眉毛の上を正中から耳上（攅竹、糸竹空、頷厭）に向かい母指圧迫する

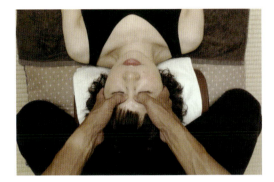
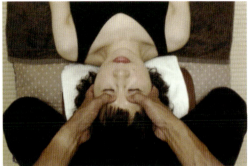
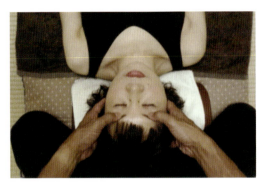
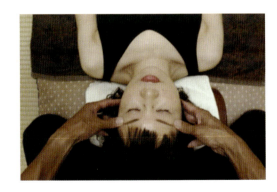
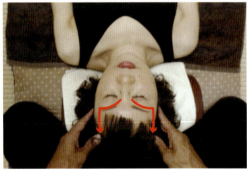

3．前髪際の上を正中から耳の上（神庭から頭維）に向かい母指圧迫

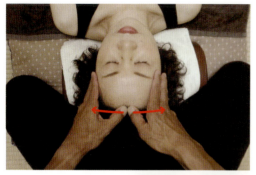
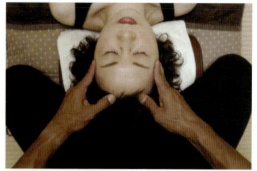
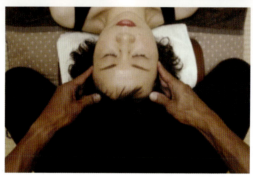

4．督脈の母指揉捏（神庭から百会）

　頭の芯に響かせるイメージ。
　母指を縦に並べて開くように揉捏する。

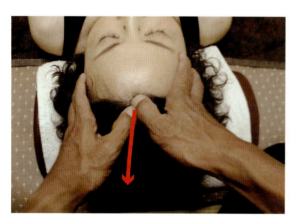

百会は圧迫も加える。

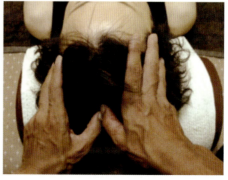

5．膀胱経の母指揉捏（曲差〜絡却）

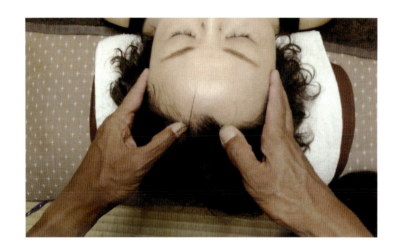

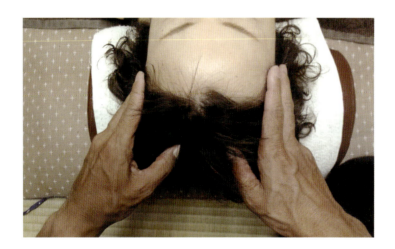

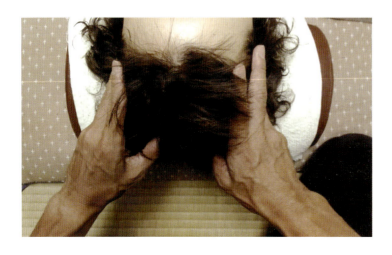

6．胆経の母指揉捏（頭臨泣～承霊）
縫合に沿って揉捏する。

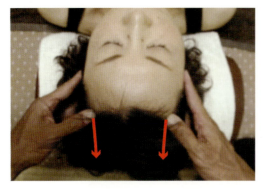
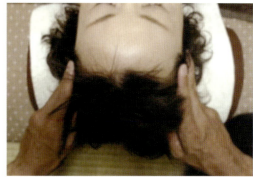

7．百会から耳上部までの母指圧迫

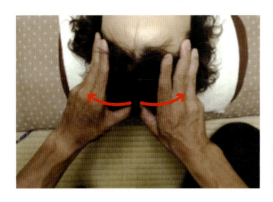
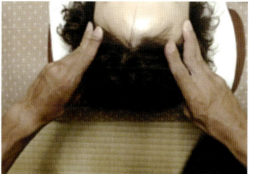

8．側頭部（胆経）の四指揉捏

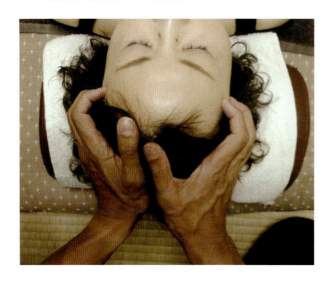

頸 部

1．分界項線の四指揉捏（完骨、風池、天柱、瘂門）
主に中指を使い、頭の真ん中を貫くイメージ。
左右同時に行っても良い。

完骨の母指揉捏

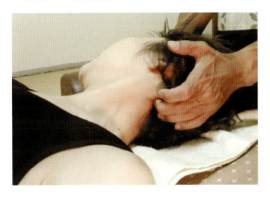

風池の母指揉捏

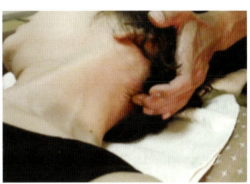

天柱の母指揉捏

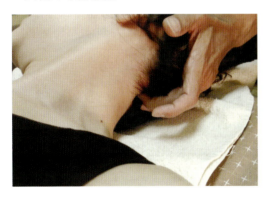

瘂門の母指揉捏

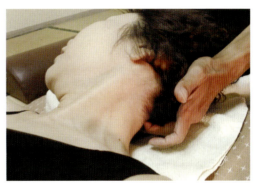

2．肩部第3線（肩井ライン）の母指圧迫

肩井を外側に方向に開くようなイメージ

患者様の肘を屈曲させて肩を緩ませた状態で施術する。

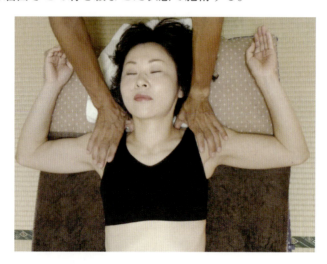

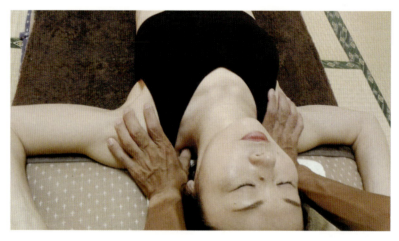

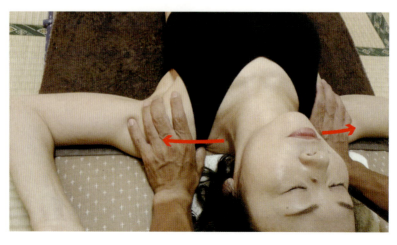

3．胸部の母指圧迫（左右同時に行う）

鎖骨と第1．2肋間を正中から烏口突起内縁（雲門）まで。

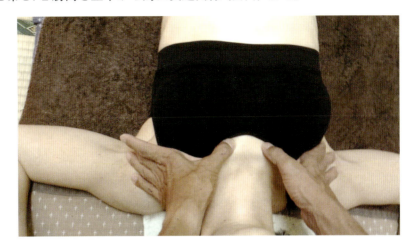

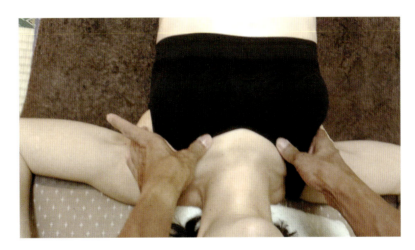

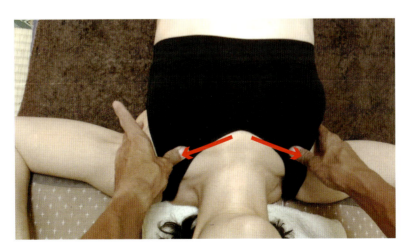

第2肋骨と第3肋骨の間を正中から中府まで。

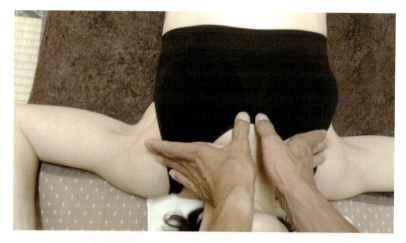

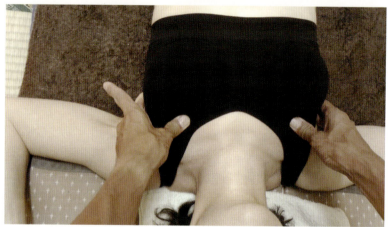

4．中府・雲門の母指圧迫
　年配者は骨折に注意。

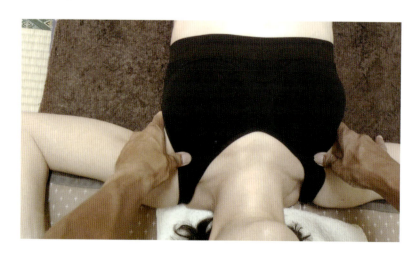

5．両肩を圧迫後、上肢全体を手掌圧迫

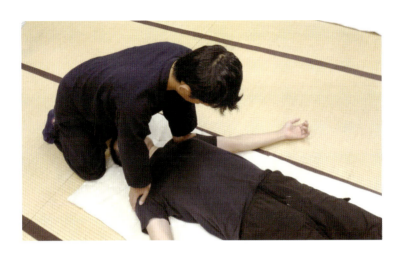

6．上肢を挙上し示指・中指を持って牽引
　腰まで伸ばすイメージ。

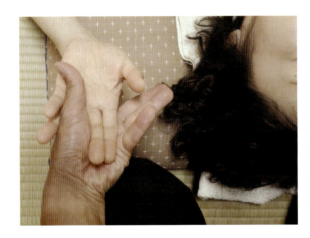
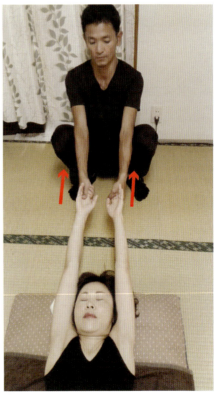

7．そのまま上肢をやや開いて肩甲骨を開くように牽引

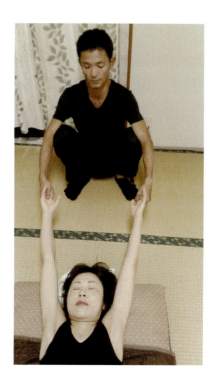

8．肘を手掌で軽く押さえ内側にひねりながら牽引

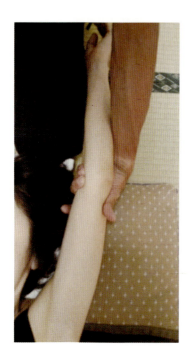 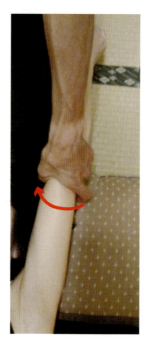 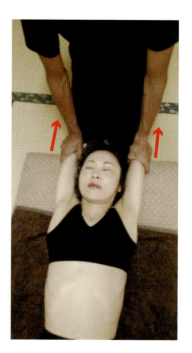

9．上腕部・腋窩を圧迫
大胸筋・小胸筋の伸ばすイメージ。

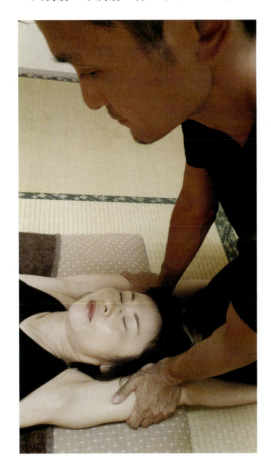
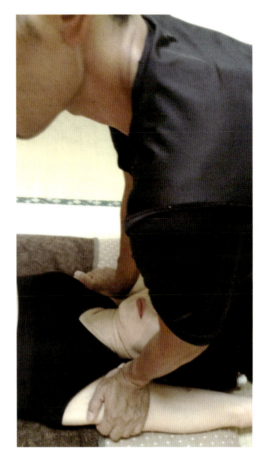

腹　部

1. 軽擦法

　臍を中心に腹部を10回程度時計回りに行う。

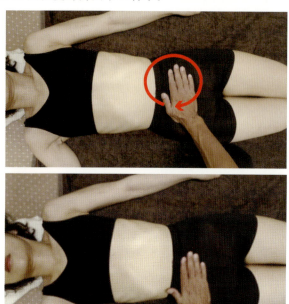

　季肋部や上前腸骨部恥骨などの位置を把握しながら行い、挨拶する気持ちとお腹の硬さなどを確認する。

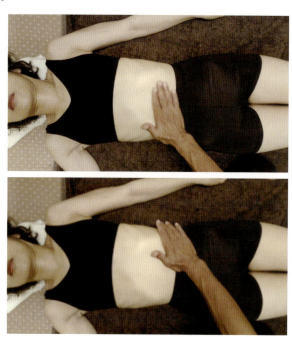

2．腹部の櫓盪揉捏法

腹直筋を手前から奥に押す。

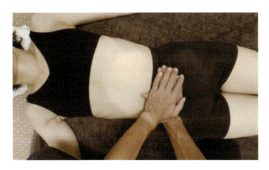
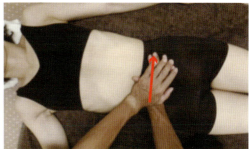

腹直筋を奥から手前に引き寄せる。

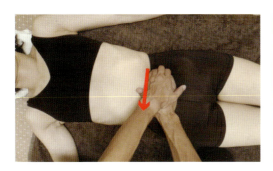
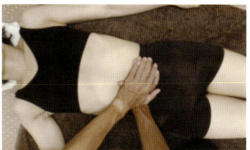

下→上→下→上の順に移動しながら行う。

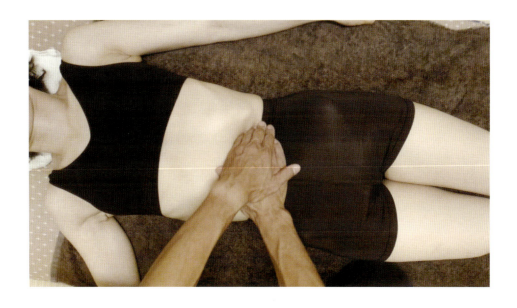

3．任脈の母指圧迫

鳩尾から曲骨までゆっくり両母指圧迫する。

両母指を縦に並べるる。

刺激が強くなりすぎないよう表情を確認しながら行う。

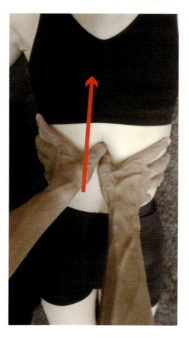 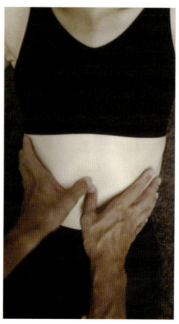

患者様の呼吸に合わせる。

息を吐いたときに押す。

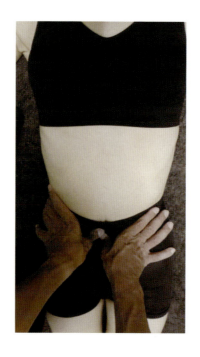

4．腎経の母指圧迫（幽門〜横骨）

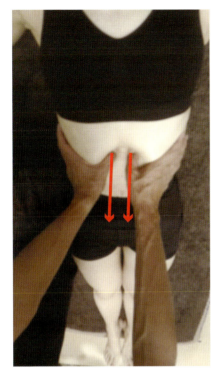
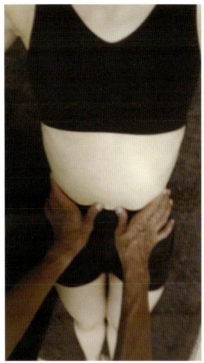
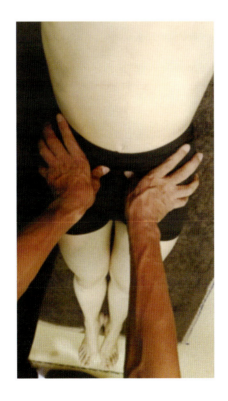

5．胃経・脾経・肝経の指頭揉捏
　示指・中指・薬指で行う。
　上の手（左手）で体重をのせる。

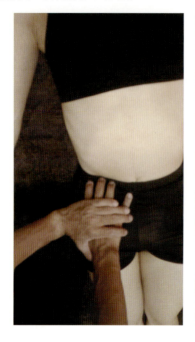 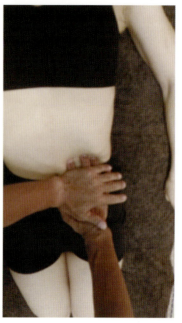

6．季肋部の母指圧迫
　季肋部を開かせ横隔膜をひろげるイメージ。（呼吸がしやすくなる）

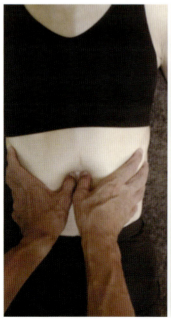 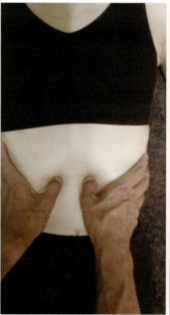 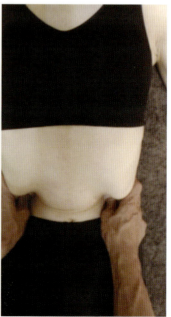

7．胃・大腸・小腸指頭圧迫

直接、指頭で胃、上行結腸、下行結腸、S状結腸に手をあてるイメージ。

胃・上行結腸。

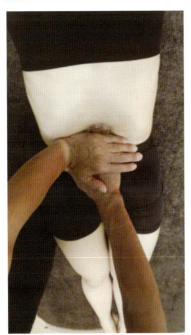 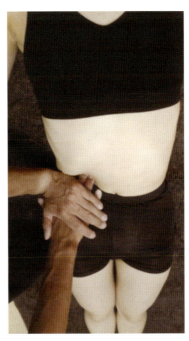

下降結腸・S状結腸。

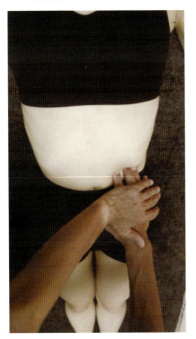 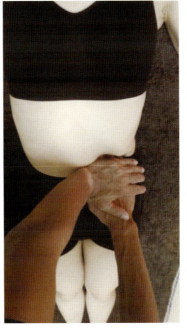

8．丹田の手掌震顫・圧迫
　ゆっくり圧迫しながら震顫をいれ最後に上に刺激がいくイメージで行う。

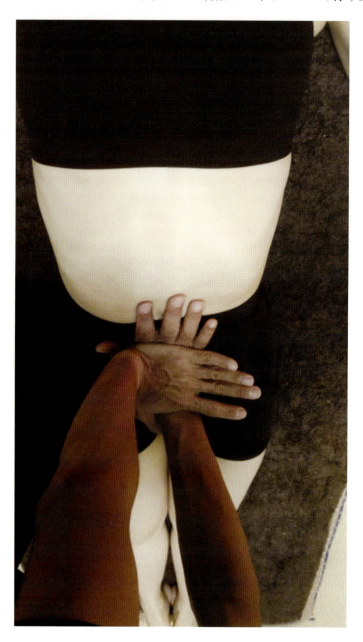

9．再度、腹部の軽擦法（5回）

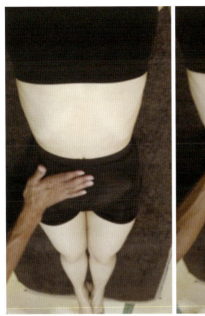
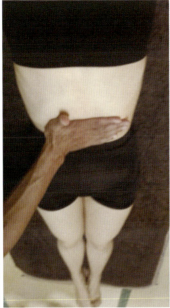
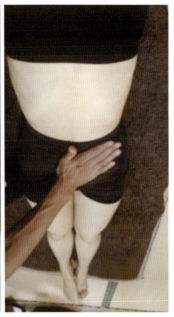

10．腰部脊際への四指揉捏
　脊際に四指をかけ軽く持ち上げる。
　手首の返しで持ち上げるイメージ。

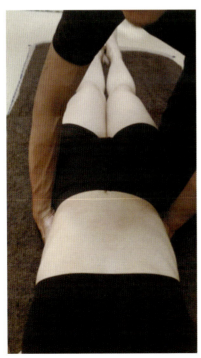
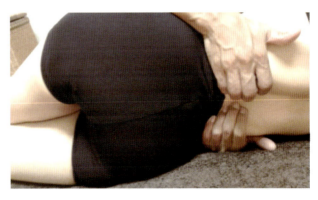

下　肢

1. 股関節周りの母指揉捏

　膝を軽く屈曲させ股関節を緩ませてから行う。

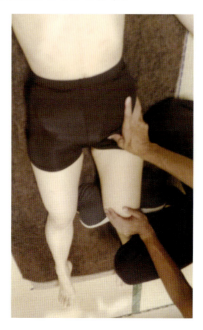

2. 胆経の母指揉捏

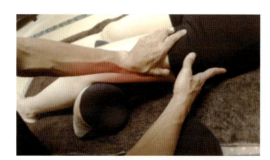
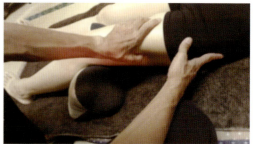
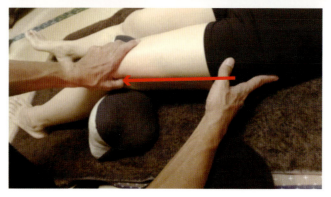

3．下肢胃経の母指圧迫

　大腿部は触れる手を大きくあてゆっくり行う。

　途中膝回りもしっかり揉捏する。

　下腿部（足の三里）は響かせるイメージ。

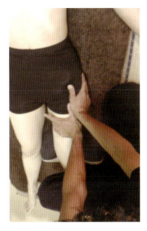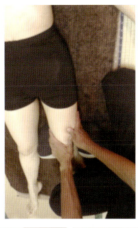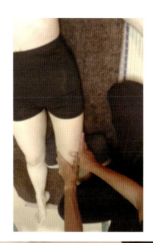
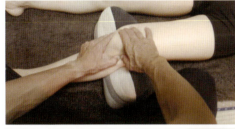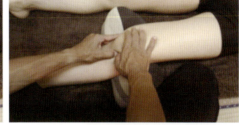
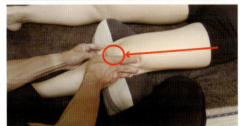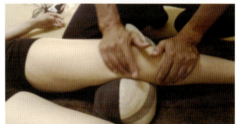
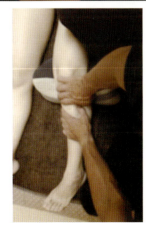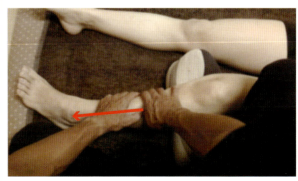

4．足背部の揉捏

施術者の母指と示指の間の水かきの部分を使って行う。

支え手（左手）で足指全体を屈曲させ足底部の縦アーチを作りながら揉捏する。

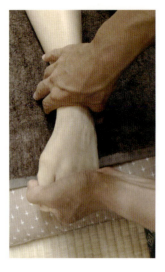 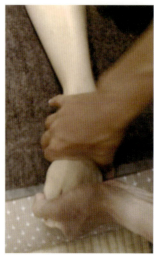 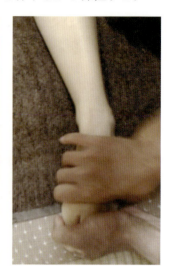

5．足底部の四指圧迫

足底部の横アーチを作りながら四指揉捏する。

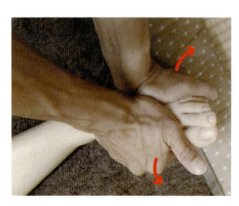 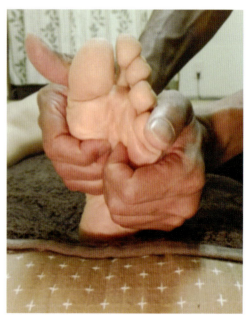

6．足底部アーチの母指圧迫

支え手（右手）で足底を伸ばしながら圧迫する（左手）。

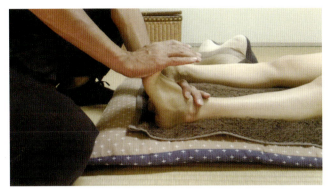

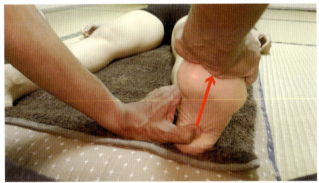

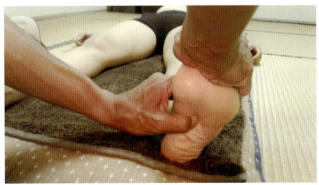

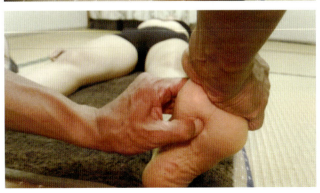

7．足背部中足骨間の圧迫・牽引（解谿〜足臨泣）
中足骨の間を圧迫しながら牽引する。（4か所）

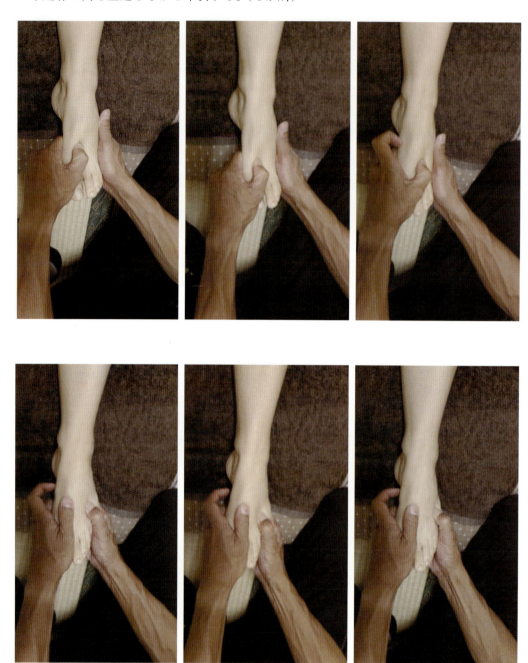

8．足指の運動法
　支え手（右手）で足底のアーチを押さえながら前後に動かす。（5回）

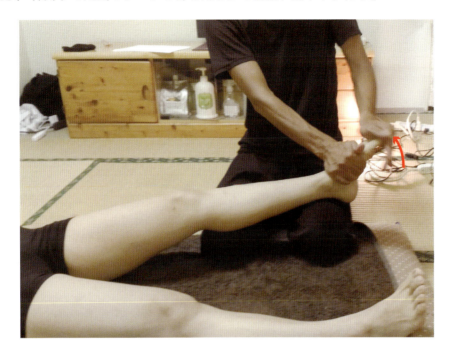

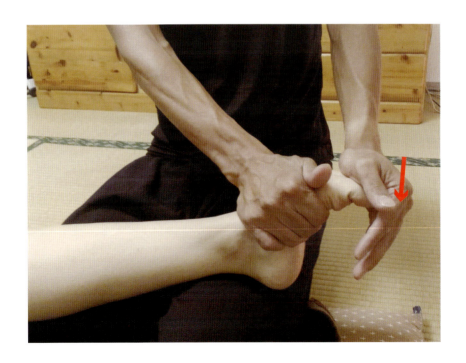

9．足関節の運動法

支え手（右手）で足首の腱を掴みながら回す。（5回）

必ず逆回転も行う。

足関節の硬いところを感じながら行う。

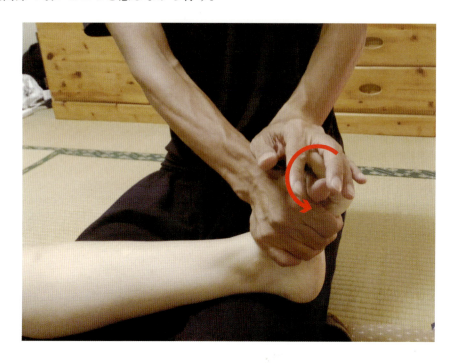

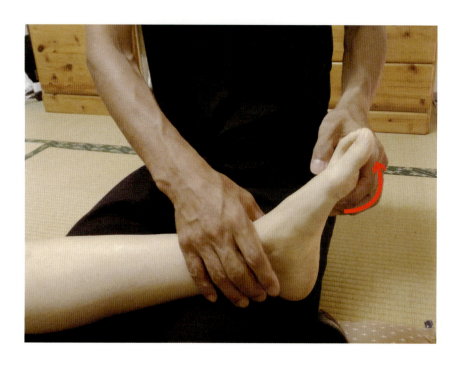

10. 前脛骨筋・アキレス腱の伸展法

足の三里を押しながら前脛骨筋を伸ばす。

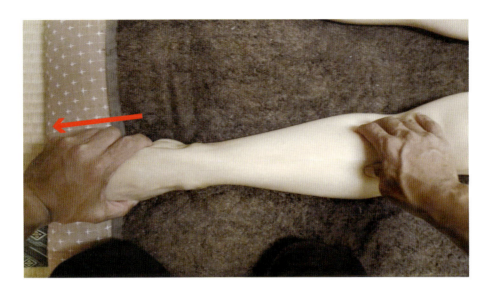

特にヒラメ筋を伸ばすイメージ。

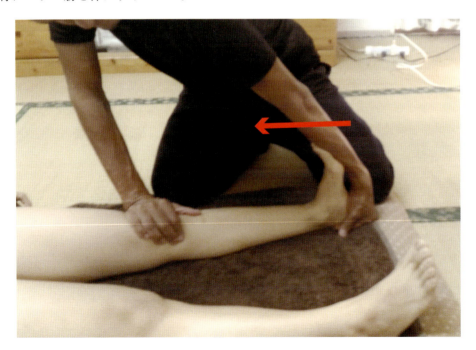

11. 股関節・膝関節の屈曲伸展（3回）
膝の中に施術者の手を入れて行う。

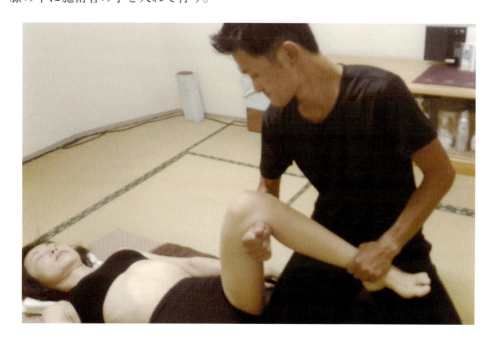

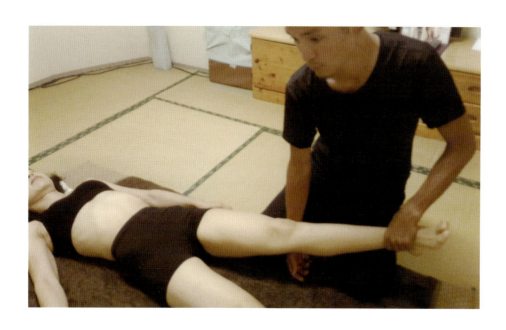

12. 股関節の内旋・外旋法（3回）

　股関節の外旋・外転、内旋・内転、屈曲回旋を8の字を描くように行う。
　段々大きな円を描くように行う。

　股関節をほぐすイメージ。

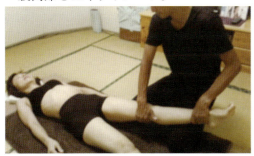
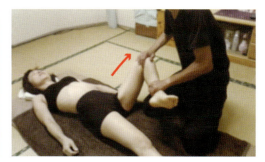

　梨状筋をほぐすイメージ。

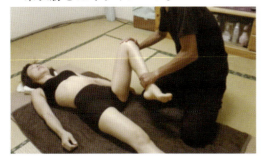
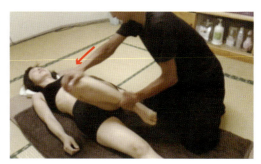

　大殿筋をほぐすイメージ。

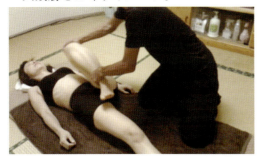
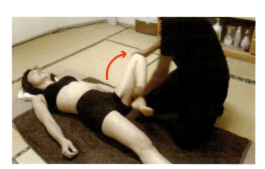

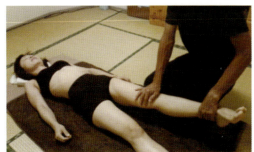

13. 大腿内側の伸展・母指圧迫

膝関節屈曲・股関節外旋外転位にて上前腸骨棘と膝を圧迫しながら伸展。
その後、薄筋を支え手（左手）で押さえながら母指圧迫（右手）。

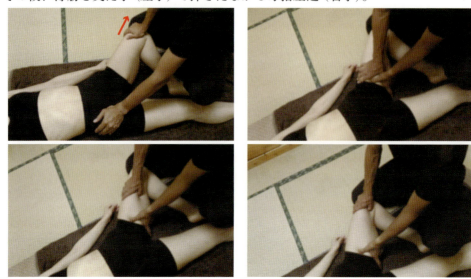

14. 坐骨神経伸展法

患者様の足を施術者の肩にかけ膝を押さえながら伸展。

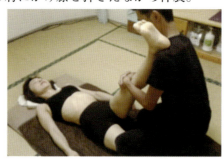

更に足関節を屈曲させ強度を上げる。

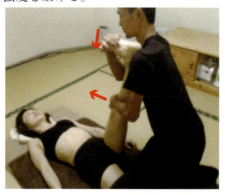

15. 反対側も同様に行う。

腹臥位による按摩法

背部の仕上げ

1. 肩甲骨の下縁と腸骨を同時に伸ばす
   （X字と対角を交互に3回ずつ）

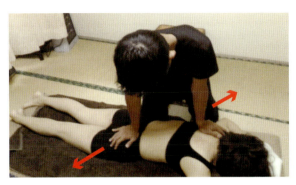

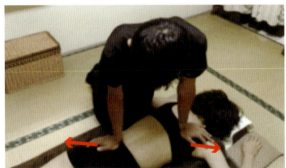

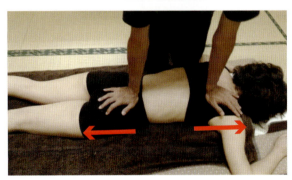

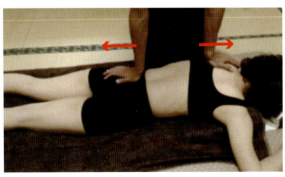

2．脊柱の手掌圧迫

大椎から仙骨まで示指・中指で脊柱を挟み、片方の手を上に添えて手掌圧迫する。圧迫している手を下方にぐっと引くイメージ。

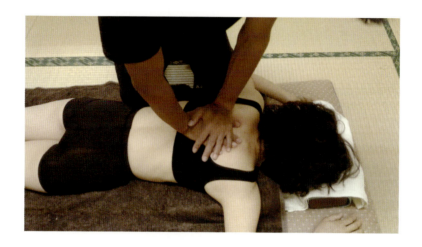

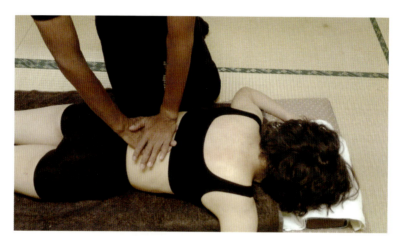

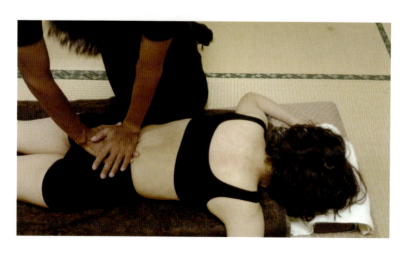

3．肩甲棘上ラインの母指揉捏

施術者は患者様の頭部に位置し、患者様の肘を屈曲させて肩峰に向かい肩甲棘の上際を外側に押し開くように揉捏する。

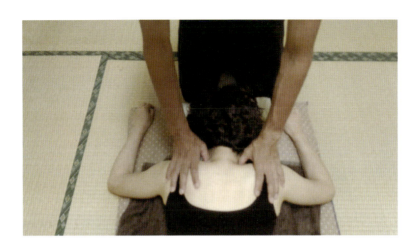

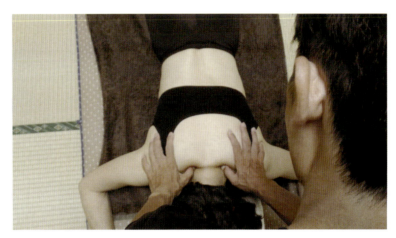

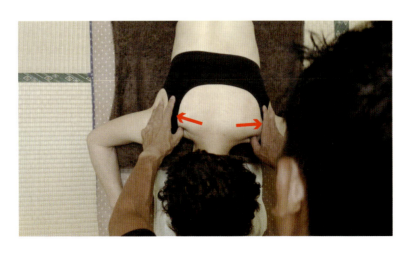

その後、大腸経ラインを把握圧迫、母指圧迫。

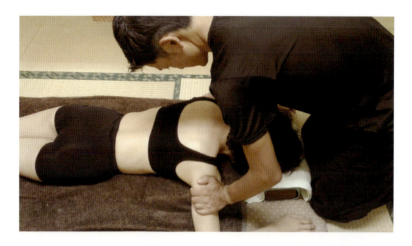

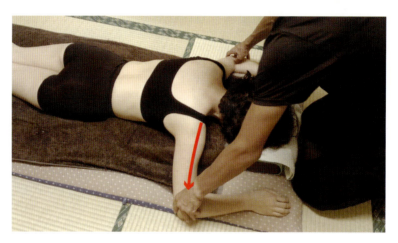

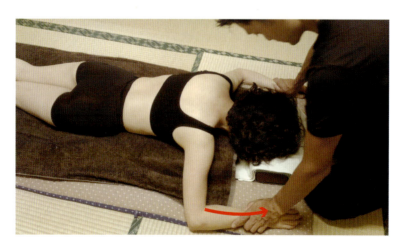

4．肩甲棘下窩を手根揉捏

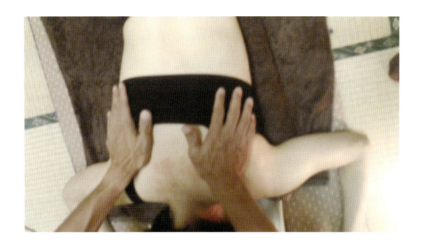

5．背部第3線の母指圧迫（第5胸椎あたりまで）

　腸肋筋を意識し、胸の真ん中に向かい圧迫し響かせるイメージ。

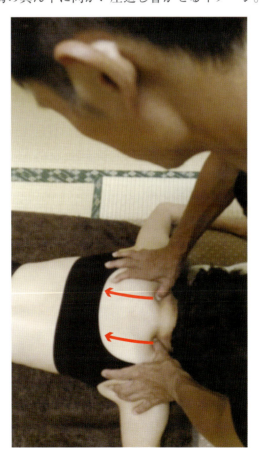

6．背部第2線の母指圧迫（第5胸椎あたりまで）
　最長筋を意識し真下に向かい圧迫する。

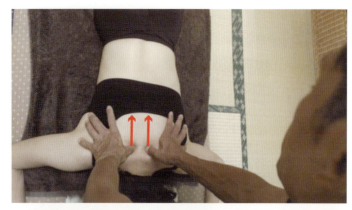

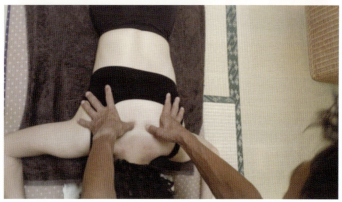

7．肩甲骨周りの母指圧迫
　肩甲骨上部から下角。
　肩甲骨を少し浮き出させて圧迫する。

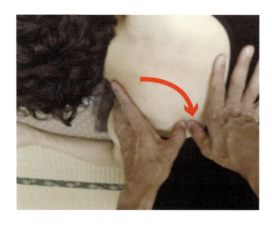
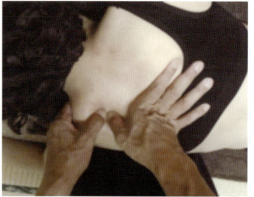

8．肩甲棘下から上腕骨までの母指圧迫

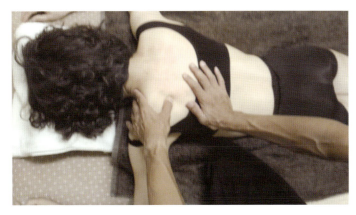

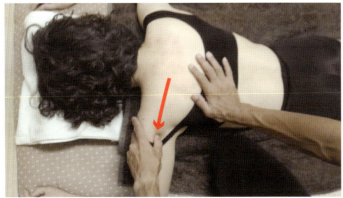

9．肩甲骨外側の母指圧迫

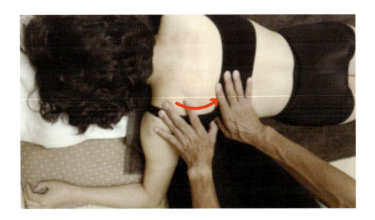

10. 頸部の母指圧迫

第一・第二・第三線の順で圧迫。

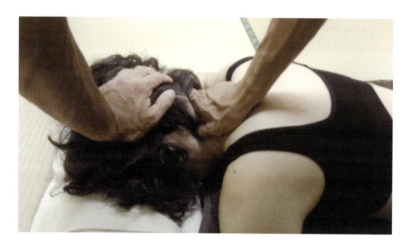

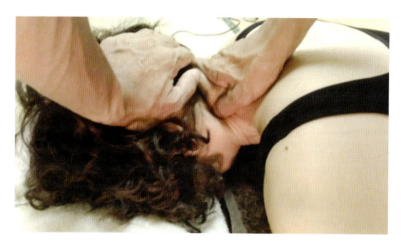

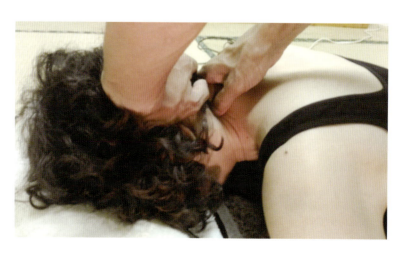

11. 背部第３線の母指圧迫（第５胸椎から第２仙骨孔まで）

施術者は患者様の横に移動。

腸肋筋を意識し、響かせるイメージ。

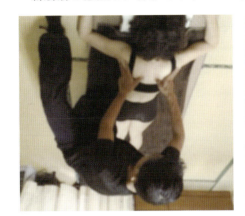
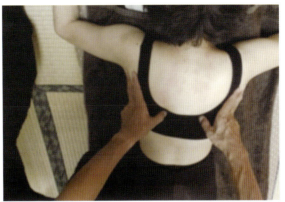
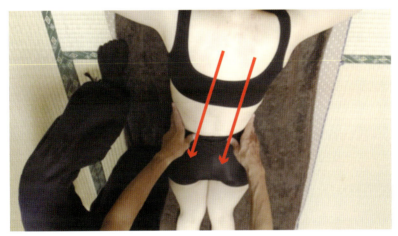

臀部は大殿筋と中殿筋を意識しながら圧迫。

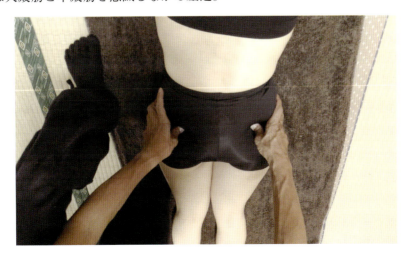

12. 背部第2線の母指圧迫（第5胸椎から第2仙骨孔の位置まで）

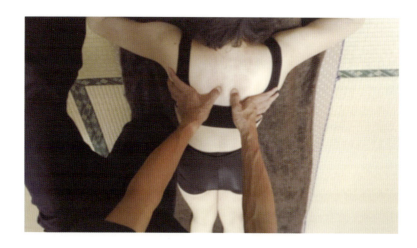

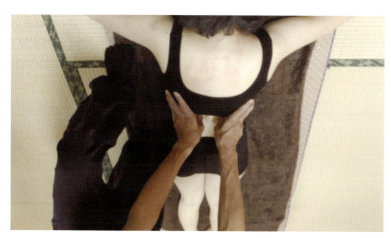

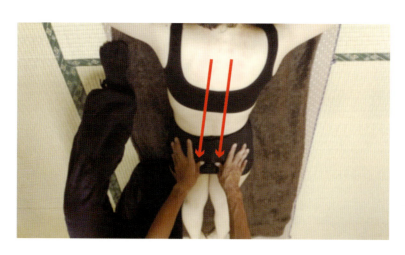

13. ヤコビーラインの母指圧迫
一度上に上げてから下げるイメージ。

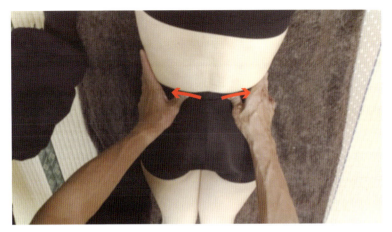

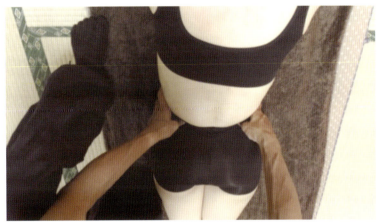

14. 仙骨（梨状筋起始部）から外側（大腿骨大転子）に向かい母指圧迫

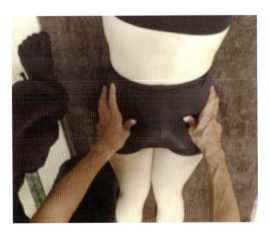
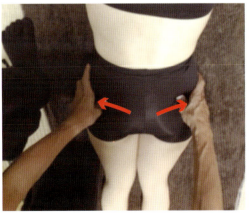

15. 大腿後面膀胱経の母指揉捏
　施術者は患者様の足元に位置し膝を屈曲させ筋肉を緩めながら膀胱経の深部まで刺激する。

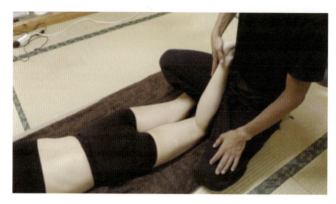

　殷門は深く圧迫。

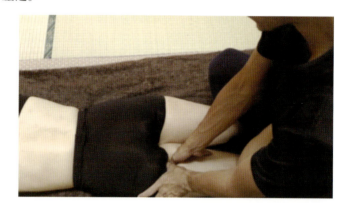

　委中は軽く圧迫。

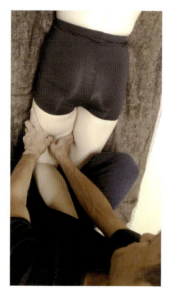
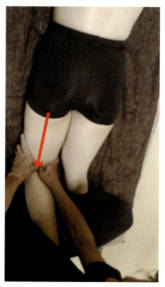

16. ヒラメ筋の母指揉捏

腓骨の際を意識しながら揉捏する。

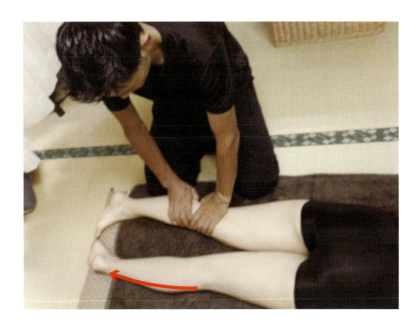

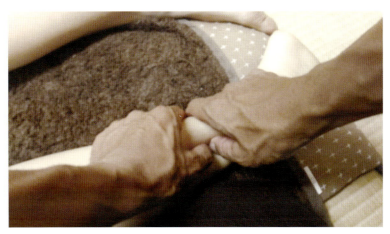

反対側も同様に行う。

17. 下肢の内側を両母指揉捏

大腿は肝経を意識。

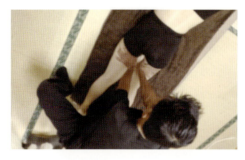
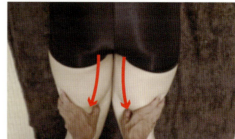

下腿は脾経を意識。

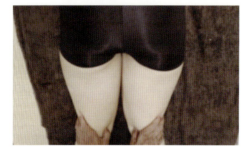
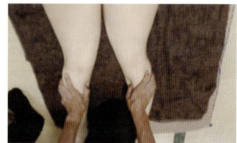

アキレス腱を母指と示指で圧迫。

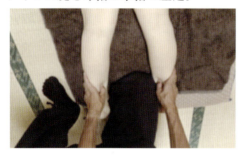
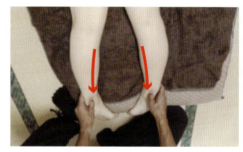

足底筋を意識しながら最後は湧泉を母指圧迫。

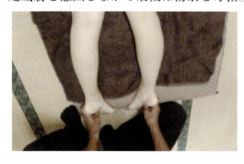
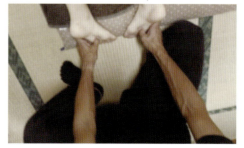

18. 膝屈曲、足関節を底屈させて臀部に向けて交互に力を加える
　　足を重ねて上下入れ替えをしながら両足行う。

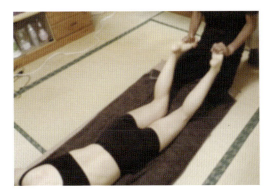
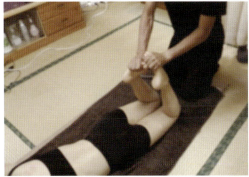
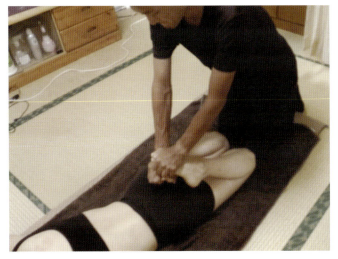

19. 足関節を背屈させて臀部に向けて力を加える

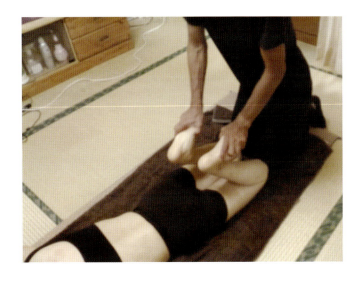

20. 再度、脊柱の手掌圧迫

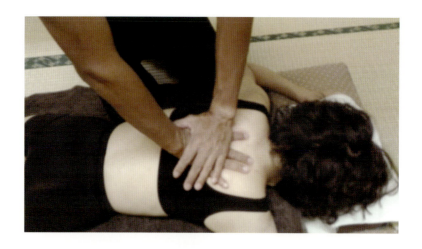

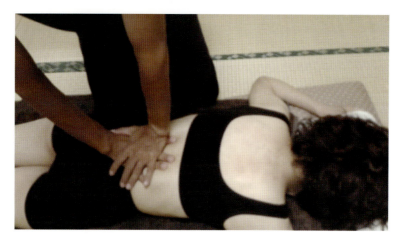

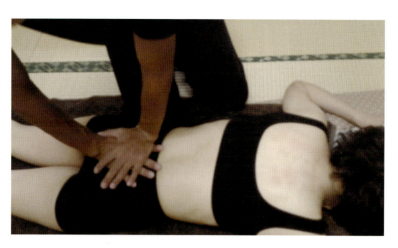

21. 背部から腰部にかけて手拳叩打法

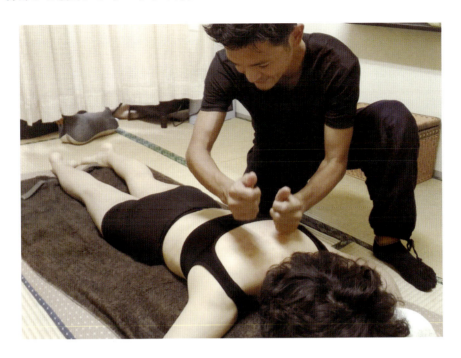

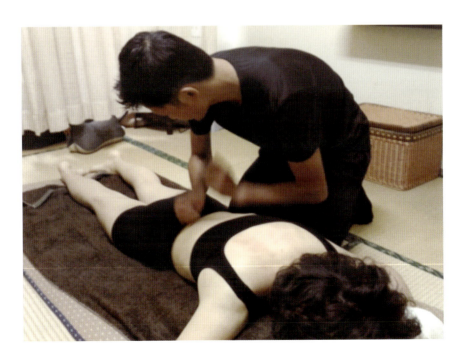

22. 大腿部から下肢にかけて両足を切打法

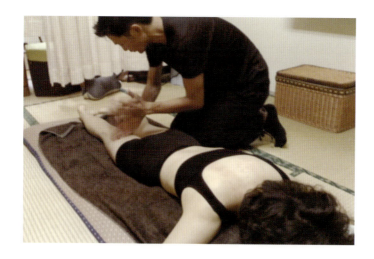

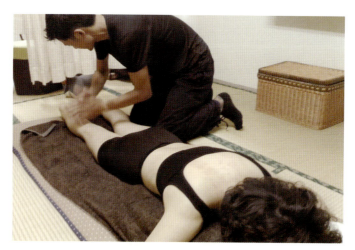

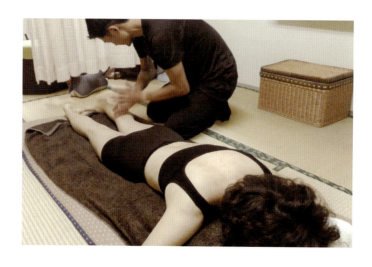

23. 足底は手拳叩打法

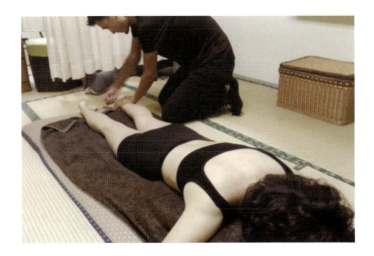

24. 下腿から大腿にかけて両足を宿気打法

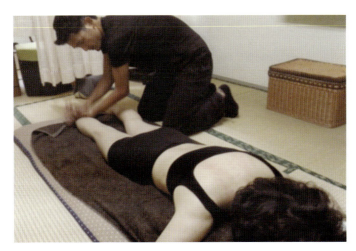

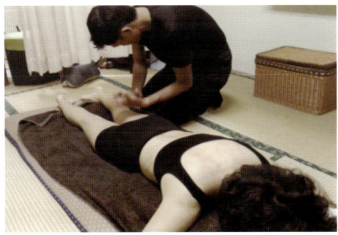

25. 腰部から背部にかけて合掌打法

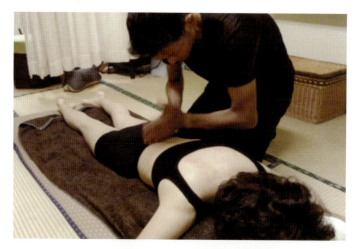

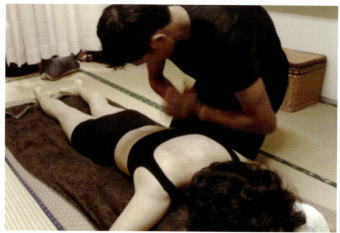

26. 肩部把握揉捏

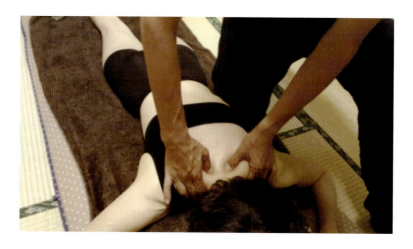

27. 背部第2線の母指圧迫（腰部まで）

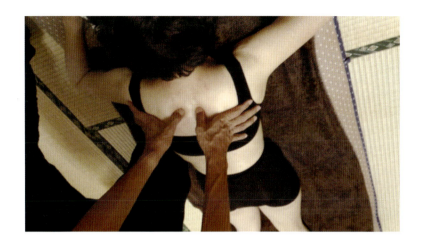

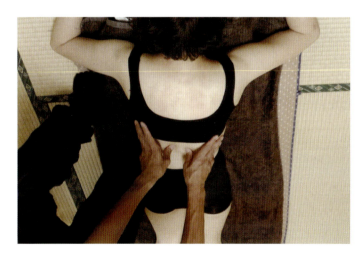

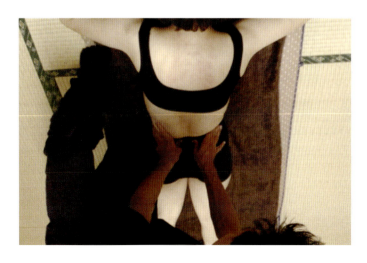

28. 肩部から仙骨部まで軽擦法（3回ずつ）

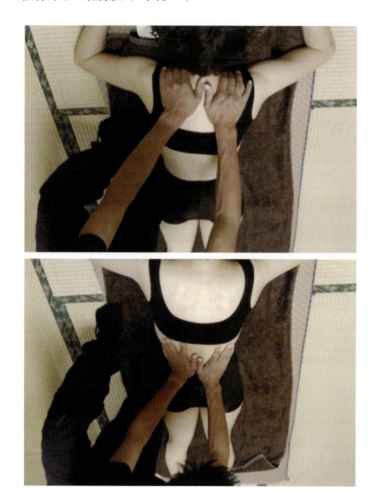

仙骨部でとめて圧迫する。

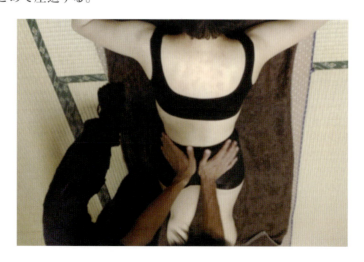

29. 肩部から下腿まで全体的に軽擦法（3回ずつ）を行う

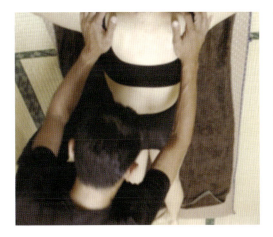
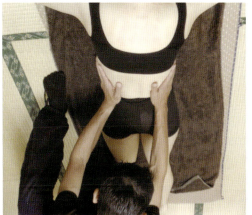
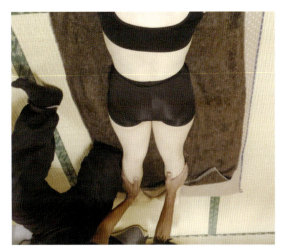

最後に崑崙・太谿を同時に圧迫して終了。

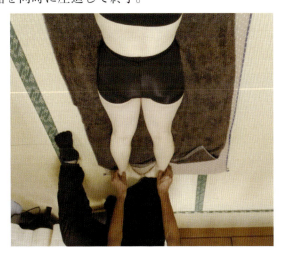

[著者紹介]

戸田　賢 (とだ　けん)

1973年生まれ　按摩は伏見富士子氏に従事、鍼灸は橋本泰臣氏に従事。
東洋鍼灸専門学校鍼灸按摩科卒業、東京衛生学園臨床教育専攻科卒業、
公益社団法人埼玉県鍼灸マッサージ師会理事、東洋鍼灸専門学校元非常勤講師、
朝霞治療院院長、元掌塾（経絡按摩講習会）代表

〈参考文献〉
伏見富士子『伏見式経絡按摩』たにぐち書店

[協 力 者]

小久保 貴一 (こくぼ　たかいち)

経絡按摩の解説
按摩の達人を目指せ！

2018年3月26日　第1刷発行

著　者　戸田　賢
発行者　谷口直良
発行所　㈱たにぐち書店
　　　　〒171－0014　東京都豊島区池袋2－68－10
　　　　TEL. 03－3980－5536　FAX. 03－3590－3630

落丁・乱丁本はお取り替えいたします。

伏見式経絡按摩

伏見富士子 著

A5判／144頁／本体1,600円＋税

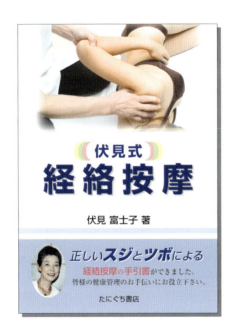

本書は、正確な経絡と経穴に対して施術するための手引書である。
側臥位、仰臥位、伏臥位での全身への按摩法を紹介。各操法の解説には、
伏見氏による実技写真がカラーで示されている。
それぞれに臨床上で役立つアドバイスが付されている。
付録として、経穴の取穴法がある。

―― お申込み・お問合せ ――

たにぐち書店：TEL. 03-3980-5536　FAX. 03-3590-3630